介護予防のための
高齢者の
かんたん手料理

ヘルスケア・レストラン編集部 編

ヘルスケア・レストラン
別冊

日本医療企画

はじめに

「いかに手軽につくれるか」

細谷憲政

高齢者の食事は「いかに手軽につくれるか」ということです。

たとえば、「座ったままでもつくれる」くらいの簡便さです。そうしたメニューがたくさんあれば、手軽に、飽きずに、身体によいものを食べ続けることができます。

お料理の写真を見て、「アラッ、オイシソウ」と言ってつくらないよりは、何でもつくってみることです。こうした意味合いから、最初は写真抜きで編集する予定でした。また、カロリーがどうの、塩分がどうのということも取り挙げないことにしました。つくって食べることだけを取り挙げました。

ですから、お料理の先生などからは、料理の基本がどうのこうのと言われるかもしれません。でも、食べられて、健康が維持できて、病気が治れば、それが一番!!

料理は手を加えれば加えるほど、おいしくなるもの……。残り物でおいしい食事ができれば、それが最高!! 何でもアレンジを考えて試してみましょう。

そして人生を元気に楽しく送っていきましょう。

その第一は、何でもよいですから、つくって食べることです。

介護予防のための
高齢者のかんたん手料理
——目次

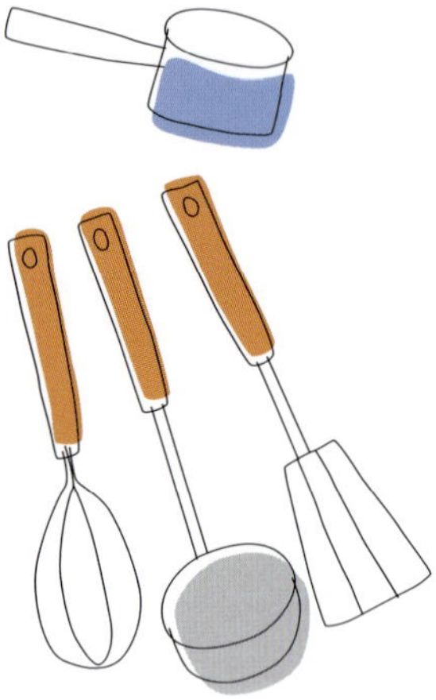

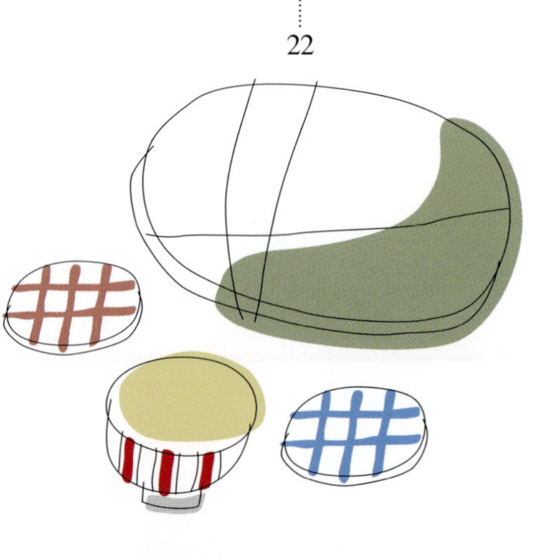

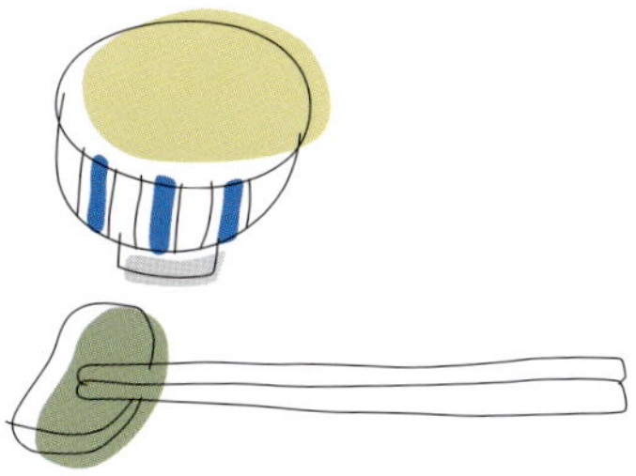

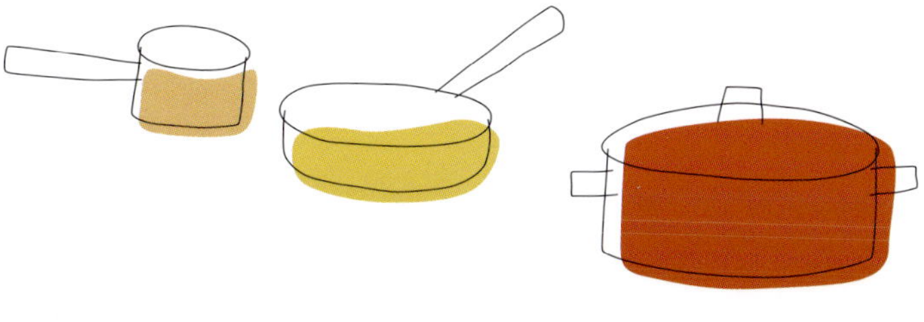

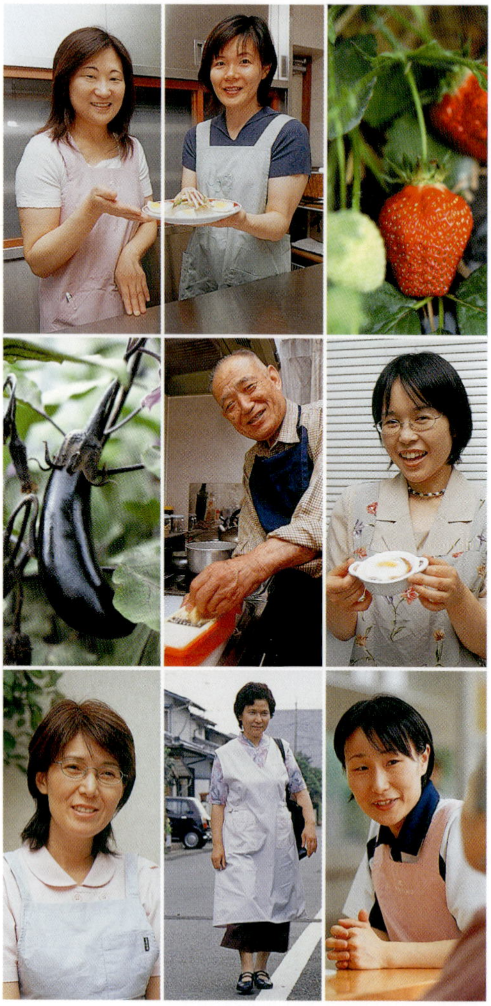

鼎談

手軽につくれる高齢者のすこやか手料理

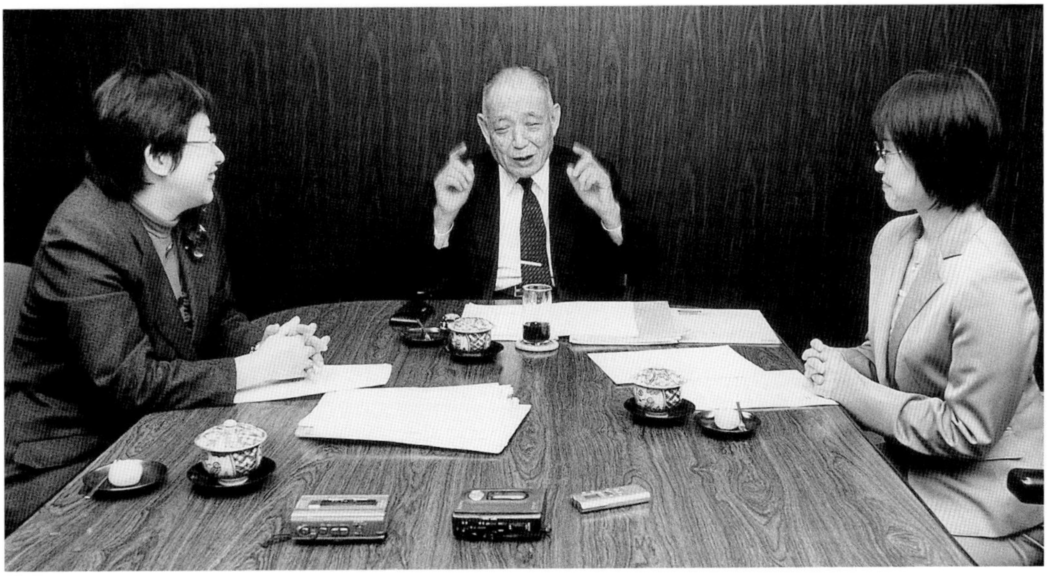

平成18年4月2日から、各地域において「食べること」を支援する栄養改善の取り組みが始まっています。高齢者が十分に食べることは、難しいことではありません。十分に食事をして、活動的な生活を送っていくためにはどうしたらよいのか、3人の先生にお話をお聞きしました。

▼**細谷憲政先生**
東京大学名誉教授

▼**杉山みち子先生**
神奈川県立保健福祉大学教授

▼**宮本啓子さん**
管理栄養士

高齢者の低栄養状態が問題になっています

◆**杉山**　4月より介護保険制度が改正され、高齢者の住み慣れた地域ぐるみで、介護予防の観点から、高齢者の「食べること」を支援していこうという取り組みが行なわれるようになってきています。介護予防の観点からみて、介護を必要とする高齢者の人たちの問題となっているのは、食事をあまり食べていないということです。低栄養状態に陥っている人たちが多くいるわけです。高齢者にしっかり「食べて」、「元気に自己実現（やりたいことをすること）をしていこう」という気持ちをもっていただくために、簡単にできる食事づくりが、現在、求められています。

◆**細谷**　簡単につくって十分に食

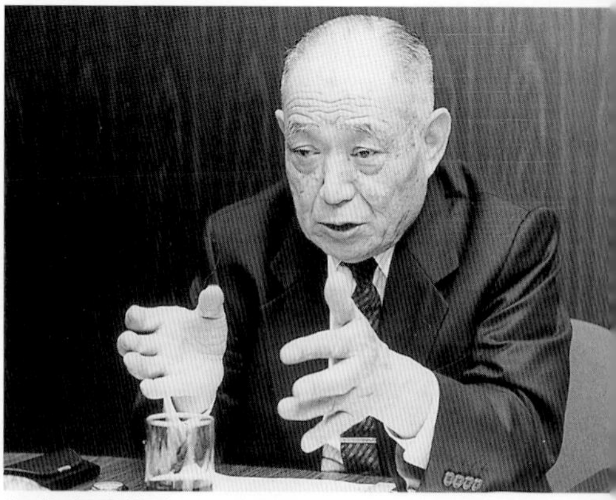
細谷憲政先生

べることです。私はこのために自分自身で食事つくりをして試しています。そして、〝ごたつ（食卓）でつくる一人暮らしの食事〟という簡単な一般人向けの本を、約20年前につくろうとしました。しかし、邪道だ、お料理は生材料からキチンとつくらなければ、しかも栄養学者が栄養成分も計算しないで……、傷病者の食事つくりをするなんて……と、家政系の調理の先生や栄養士さんなどから非難されたり、なかなか協力が得られなかったりで、今日まで及んでいます。私の料理は残り物の利用です。生の材料を一から使うのではなく、残り物を使ったアレンジ料理というのでしょうか。コンビニエンスストアで買ってきて、食べ残ったお惣菜を生かしてつくる料理などです。

数年前に、この料理法を70歳代の女性数人が協力して1カ月実施してくれました。その結果は、食費が約1万円、少なくとも5000円は節約になり、ゴミも少なくなったという効果がありました。

◆杉山　料理に凝らなくていいんですよね。私は厚生労働省の研究補助を受けて、この4月から始まっている地域支援事業特定高齢者施策や介護予防通所サービスでの「栄養改善」サービスなどの事例的なモデルの研究成果をまとめましたが、高齢者の人たちに食事をとっていただくために、「ご飯を朝、必ず食べましょう」「卵を1日1個食べましょう」という簡単な計画を立てて成功している事例があることを知りました。1カ月の間に、卵をご飯にかけたり、いろいろな具材に混ぜたりして、高齢者の人たちに「卵を食べよう」という気持ちになってもらい、工夫して食べていただきました。その結果、栄養状態は改善してきました。

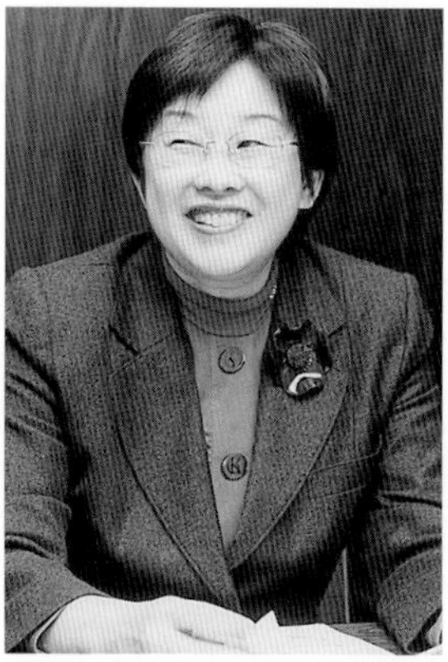
杉山みち子先生

◆細谷　高齢者で問題になっているのは、protein energy malnutrition 'PEM' タンパク質・エネルギー欠乏状態でしょう。たんぱく質とエネルギー源の摂取が十分でなく、不足している状態ですね。これまで保健所などで栄養士さんなどが行なってきた栄養指導は、生活習慣病（成人病）の予防が主でした。だから、油ものを制限することが多かった。高齢者でも油ものがとれれば抜く必要はありません。

◆杉山　介護予防の観点から言えば、高齢者の方は、おいしく食べられることがまず大事ですね。油ものを食べてもいいんです。少しくらいは塩辛くてもいいんです。それよりも、食べられなくなってきている、やせてきている高齢者は何より「食べることが大切」なのです。発想の転換をしていただきたいですね。

ヘルパーさんやご家族の方も、原材料からつくらないといけないとか、〝栄養のバランス〟をとか、料理をつくるときに高齢者がおいしいと思えるか、食べたいと思うかということ以前にいろいろと縛られてしまってきたように思います。高齢者の場合、やせてきているのでしたら、まず、食べていただくこと、食べたいと思っていただくことが優先します。

◆宮本　ホームヘルパーの方から調理支援に関する悩みでよく聞くのが、利用者さんに偏食があり、困っているということです。「どうしたらバランスよく食べてもらえるのか」「何を食べてもらえばいいのか」と聞かれます。

◆細谷　「おばあちゃんのぼたもち」でいいと私は思っています。おはぎを食べながらお新香を食べる。たんぱく質とエネルギー源が一番バランスよくとれるのは、お米なんです。そして、おはぎやぼたもちです。

調理にこだわらずにお惣菜や残り物をアレンジしましょう

◆杉山　料理の本では、どれもこれも、一からつくるところから始まっています。天ぷらも〝揚げる〟ところからしないといけないようになっています。しかし、私たちだって、デパートやスーパーのお惣菜売り場で売っている天ぷらを買ってきますよね。高齢者も、よく食べていた、おいしかった○○店の天ぷらが食べたいと思うのではないでしょうか。買ってきてもらって、その日はおいしく食べられるけれど、次の日にはその残りをどうやったらおいしく食べられるかが知りたいのではないでしょうか。

◆細谷　天ぷらを揚げることよりも、買ってきた天ぷらから、天丼

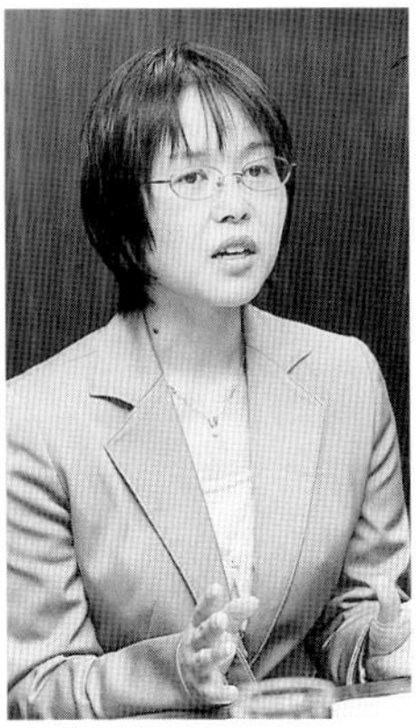
宮本啓子さん

や天ぷら入りの雑炊にすることができればいいと思いますね。私たちの子どものころは、戦前は一般家庭には冷蔵庫がなかったから、翌日、翌々日の天ぷらの残りをオフクロが天丼にしたものです。ところで、調理の先生たちがウルサイから調理とは言わないで、〝混ぜ合わせ〟とでも言わないと……。

要は、スーパーやコンビニで買ってきた揚げ物やチキン、ソーセージなどを主菜にして、それに野菜を適当にアレンジして、一人前の丼物や雑炊ができればいいのです。

◆杉山　私自身のまわりにいる高齢の女性たちを見ても、料理をしたくないと言う方も多いと思います。女性の調理離れですね。70～75歳を過ぎてご主人が亡くなって一人でいると、だれかが来ればつくるけれども、一人のときは料理づくりが億劫になってしまうのです。お二人暮しの人たちでも、奥様につくる意欲がなくなってしまっている場合もかなりあるのではないでしょうか。

（女性たちの）したいことは、もっと違うことのようです。お芝居を見に行きたいとか、おいしいものを食べに行きたいとか、英語の勉強をしたいとか、そのような何かやりたいことをするためには、その基本に「食べることが大事」だと、結びつけて考えてほしいと思います。ですから、食事をきちんと食べていただければ、食事づくりは簡単でも、手抜きでも構わないのです。

◆宮本　「食べること」に主軸を置き、生材料から調理をしなければダメというように、決めつけないことなんですね。

◆細谷　お料理の常識を破ることですね。これまで、お料理の先生は、こうしなければいけないとか、

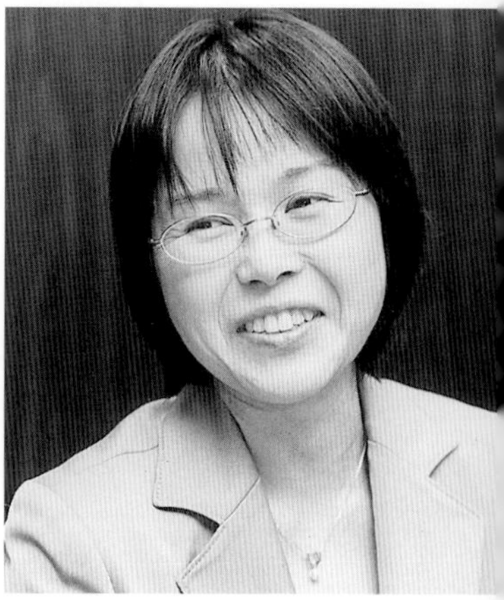

調理の仕方をウルサク言いすぎていませんか。決めつけていませんかね……。

私でも先日、太巻きを買ってきて、食べきれませんでした。残りは次の日に雑炊にしました。ほかにも、ビスケットの上にメザシを載せて食べることもしますよ。スペインやポルトガルなどではそのような食べ方をしています。こうやって食べなければいけないというような決まりが、日本には多いのではないですか。こんなことを言っているのは日本だけですね。

◆宮本　地域の高齢者の方に、私が自分の家で実践している10～15分でできる料理を教えています。

すると、「そんなに簡単でいいんですか?」とよく聞かれます。管理栄養士が教えるとなると、もっと難しい話をされるのではないかと思われているようです。生活習慣病のことを気にされている方も多いです。

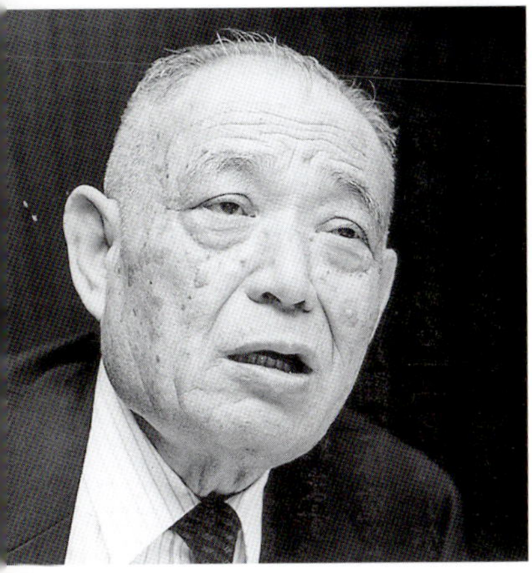

◆**杉山**　手軽に食べていただくためにはどうしたらいいのか、それを知っていただくことが大切ですね。高齢者の人たちは今までは生活習慣病を気にしすぎていて、何を食べたらよいのかと不安に思っていらっしゃる人が多いと思います。一度に量が食べられなければ何回に分けてもよいわけですからとお話をすれば、気持ちも軽くなるようです。

　でも、家族と住んでいらっしゃる場合には、食べるものは何かしらあるものです。しかし、高齢者だけお二人で住んでいたり、あるいは、お一人の場合には問題ですね。大雪が降ったり、カゼをひいてしまったりして、外に出かけて行きたくないと思う日が続くと、家に食べるものがなくなってしまうそうです。

◆**細谷**　私は、買ってきたお弁当のご飯の半分は、オカラなどを入れて売っているタッパーのような容器に入れて、冷凍しています。これを常時3個以上は冷凍庫に入れてあります。買物に出たくないとき、出られないときは、それを解凍して、雑炊をつくっています。コブの佃煮を味付けに入れたりして、また、火から下ろす前に、ネギの刻んだのをパラパラと入れ、卵をとじて、フタをして蒸す。オイシイ雑炊ができますよ。

◆**杉山**　高齢者の人たちご自身が、そのようなことが楽しみながら気軽にできるようになっていただきたいと思いますね。

地域の高齢者を支援する町づくりが始まります

◆**杉山**　このたび、4月から介護保険制度が改正され、地域支援事業、新予防給付がスタートし、要介護認定を受けられていない高齢者の皆様や、要支援の認定を受けた方、そして、要介護認定を受けて居宅サービスを利用している高齢者の皆様のなかで低栄養状態のおそれのある方は、管理栄養士による栄養相談が受けられます。

　地域包括支援センターでは、要介護認定を受けていない地域の高齢者の人たちに対して、基本チェックリストが、健診の場合、診療所、病院、住民活動の場、保健師の訪問活動などで配布されます。そして、「最近6カ月間に体重2～3kgの減少がある」「BMIが18・5未満」の2項目の両方に該当する人たち、あるいは、定期健診などで血清アルブミン値が3・5g／dl以下の人たちに対して、「栄養改善」プログラムが導入され、地域の管理栄養士が栄養相談を行ないます。

また、介護予防通所リハビリテーション、介護予防通所介護においても、低栄養状態のおそれのある要支援の人たちには、管理栄養士による栄養相談が実施されることになります。さらに、要介護認定1～5の人たちで在宅にいらっしゃる方々も、1カ月に2回は管理栄養士に栄養ケア計画を作成してもらって、栄養相談が受けられます。ぜひ、これらのサービスを活用していただきたいですね。

◆宮本　そして、地域支援事業などで、介護予防をサポートしていけるような地域づくりが必要になっています。高齢者の人たちがお買い物をしたものを運ぶサービスや、近所の人がついでに買い物をしてくるなど、町ぐるみで高齢者の人たちをサポートしていくことが理想的ですね。高齢者の人たちがご自分でつくる、食べるのと同時に、こうした町づくりも、今回の介護保険制度改正に盛り込まれた重要なポイントのひとつだと思います。

◆細谷　私の住む鎌倉の町では、お惣菜屋さんから、子どもが独立して夫婦二人で住んでいるような家庭に、「これからこういうものをつくりますが、お宅はいりませんか?」とか「よければ、今からお届けしますよ」と、御用聞きの電話がかかってきますよ。

◆杉山　そのような町づくりがこれから大事ですね。

◆宮本　配食サービスも、地元の食材を使った手づくりのものや、クックチルやクックフリーズで保存が利くもの、おかずだけのものなど、バラエティに富んできたようです。

◆杉山　地域によって高齢者のためのサービスが増えてくるのと同時に、そのサービスを高齢者の人たちがどのように活用していくか。食事づくりも大事ですが、市町村やボランティアによって提供されるサービスには何があるのかなどの町の身近な情報を、管理栄養士が収集して教えてさしあげることも大切な仕事になります。

これからの栄養相談は、適切なサービスをどのようにアレンジして、そのコーディネーションができるかということになります。〝バランスのとれた食事〃という栄養の指導ではなくて、この高齢者にはこのサービスを紹介しよう、ボランティアの方や訪問看護師さんや訪問介護の方にはこれをお願いしようというような取り組みをできることが、管理栄養士のマネジメント能力として重要な課題になります。

◆宮本　今までの栄養指導と言っていたものとは、全然違いますね。

◆細谷　「これを食べてください」などという説得ばかりではダメですね。「これを食べれば元気になりますよ」というようなやさしい一言が、今まで栄養士にはできませんでした。栄養士は「栄養バランスのとれた食事」や「食糧構成」というような今までの考え方を押し付けるのはやめましょう。とりあえずは、エネルギー源とたんぱく質をとってもらうことから取り組みましょう。まずは、日本人の主食である「ご飯」そのものを食べることから始めましょう。

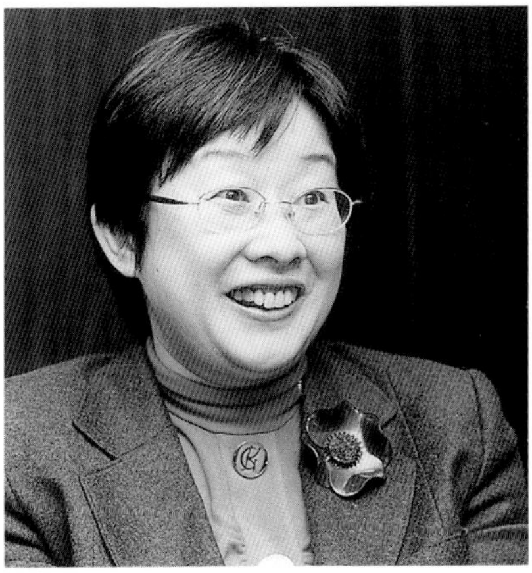

◆杉山　高齢者の人たちにかかわる栄養士やヘルパー、そしてご家族は、「○○を食べなくてはダメ」ではなくて、たとえば雑誌にあるようなおいしそうな料理の写真を見せながら、「おいしそうね」とか「○○のおいしい季節ですね」といった会話をすること、そして何よりも高齢者の人たちに食べたいという気持ちになってもらうことが大切です。

栄養士は「栄養相談」をすることで終わりにしてはいけません。すぐに「お一人で、うまくつくれるようになりましたか?」、あるいは「その後、お元気になりましたか?」などと、一声かけてチェックを必ずすることが、大切です。このようにしていくことが、高齢者の人たちの食べていく意欲や、栄養状態の改善の大きな力となっていくわけです。

◆細谷　高齢者に自分の健康は自分で守るんだという気持ちをもっていただくためには、「簡単ですからまずつくってみましょう」、「おいしく食べてみましょう」というところからスタートして、「食べたら元気になったでしょう」と、ですから「もっと食べましょう」というように、継続してアプローチをしていくことがとても重要ですね。

「介護予防での取り組みが始まります」

杉山みち子監修
ヘルスケア・レストラン編集部

介護予防って？

平成18年4月から、改正介護保険法が施行されました。介護保険制度とは、介護が必要な状態となった高齢者に、それまでの自立した生活が続けられるように、社会全体で支援していく仕組みのことです。

市区町村の介護認定審査会による要介護認定で、「要介護」と判定されると介護給付、「要支援」と判定されると予防給付が提供されます。「非該当」と判定されても要介護や要支援になるおそれがある高齢者（特定高齢者）には介護予防プログラムが提供されます。このプログラムを受ける方は、年1回の基本健康診査などで要介護や要支援になるおそれがないか定期的にチェックされます。

こうした要介護状態、要支援状態の方々やそのような状態になるおそれのある高齢者の重症化予防、そして元気な高齢者の生活機能を低下させない取り組みが介護予防の考え方です。

介護予防には3つの段階が用意されています。第一次予防は、料理教室や講演会の開催、パンフレットの配布などをとおして、元気な状態の方も含むすべての高齢者に対して生活機能の維持・向上を図るもの。第二次予防は健診や訪問活動をなどをとおして、特定高齢者を早期に発見し、各種介護予防プログラムを提供していくもの。第三次予防は、要介護状態の方に介護給付のサービス、要支援状態の方に予防給付のサービスを提供し、要介護・要支援状態の改善や重症化予防を行なうものです。

介護予防のサービス内容は？

要支援1、2の判定をされた方は予防給付として、運動器の機能向上、栄養改善、口腔機能の向上のサービスを受

図1：予防重視型システムへの転換（全体概念）

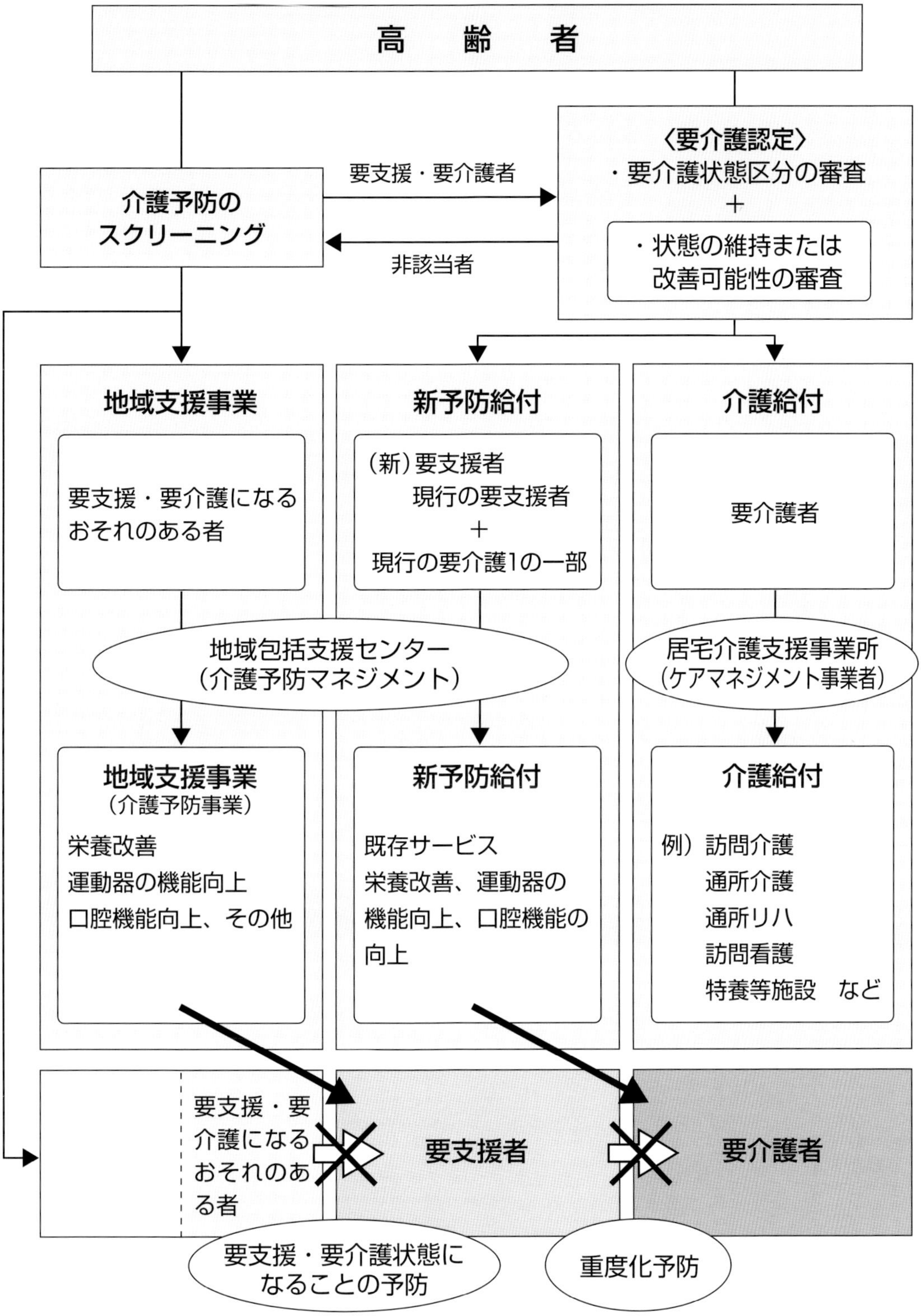

厚生労働省「栄養改善マニュアル」より

けることができます。
　一方、市区町村が行なう地域高齢者施策としての介護予防事業として実施されるものには、運動器の機能向上、栄養改善、口腔機能の向上、閉じこもり予防・支援、うつ予防・支援を目的とした介護予防プログラムがあります。このプログラムは、介護保険の要介護認定で非該当になった人、基本健康診査（老人健診）で生活機能の低下がみられた人、本人や家族、地域の関係機関などから相談があった人などを対象に、市区町村が要介護・要支援になるおそれがあるかどうかを判定し、本人の同意を得たうえで実施されます。
　プログラムの実施にあたっては、地域包括支援センターが介護予防支援計画を作成して行ないます。地域包括支援センターとは、地域における介護予防の拠点として設置されたものです。ここでは、主任ケアマネジャー、社会福祉士、保健師などの専門職が連携して、介護予防ケアプランの策定・評価、地域支援の総合相談、権利擁護、虐待の早期発見・防止、ケアマネジメントの支援等を行ないます（図1）。

「食べること」が介護予防の基本です

自分の身体の状態をチェックする必要があります。このため厚生労働省では、次ページの**表**のようなチェックリストを高齢者や家族にチェックしていただき、一人ひとりの高齢者に必要な介護予防プログラムを提供できるようにしています。
　このうち、1~5の「はい」にチェックが入った方は全般的な生活機能の低下に注意、6~10の「はい」にチェックが入った方は運動器の機能低下に注意、11、12の「はい」にチェックが入った方は低栄養状態[※1]に注意、13~15の「はい」にチェックが入った方は口腔機能の低下に注意、16、17の「はい」にチェックが入った方は閉じこもりに注意、18~20の「はい」にチェックが入った方は将来認知症になる可能性があり、21~25の「はい」にチェックが入った人はうつに注意となります。
　このなかで特に注意したいのは、11と12の栄養に関する項目です。高齢の方々にとって「食べること」は、ほかの年代の人以上に重要です。「活動し、生きる」ためにはエネルギーとタンパク質をとって、低栄養状態を予防しなければなりません。しかし、年をとると食事の回数や量が減り、内容もあっさりしたものになりがちなため、エネルギーやタンパク質が不足し、

表：介護予防の基本チェックリスト

基本チェックリスト		はい	いいえ
1	バスや電車で1人で外出していますか		
2	日用品の買物をしていますか		
3	預貯金の出し入れをしていますか		
4	友人の家を訪ねていますか		
5	家族や友人の相談にのっていますか		
6	階段を手すりや壁をつたわらずに昇っていますか		
7	椅子に座った状態から何もつかまらずに立ち上がっていますか		
8	15分ぐらい続けて歩いていますか		
9	この1年間に転んだことがありますか		
10	転倒に対する不安は大きいですか		
11	6カ月間で2～3kg以上の体重減少がありましたか		
12	BMIが18.5未満ですか（BMI＝体重□kg÷身長□m÷身長□m）		
13	半年前に比べて固いものが食べにくくなりましたか		
14	お茶や汁物等でむせることがありますか		
15	口の渇きが気になりますか		
16	週に1回以上は外出していますか		
17	昨年と比べて外出の回数が減っていますか		
18	周りの人から「いつも同じ事を聞く」などの物忘れがあると言われますか		
19	自分で電話番号を調べて、電話をかけることをしていますか		
20	今日が何月何日かわからない時がありますか		
21	（ここ2週間）毎日の生活に充実感がない		
22	（ここ2週間）これまで楽しんでやれていたことが楽しめなくなった		
23	（ここ2週間）以前は楽にできていたことが今ではおっくうに感じられる		
24	（ここ2週間）自分が役に立つ人間だと思えない		
25	（ここ2週間）わけもなく疲れたような感じがする		

厚生労働省「栄養改善マニュアル」より

低栄養状態になりやすくなります。そのため筋肉や脂肪から、その不足分が補われるので、身体機能がどんどん低下してしまうのです。

そこで地域包括支援センターでは、基本健康診査などの機会や、関連機関、訪問活動の場などを利用して、この11と12の両方に該当する方々をピックアップすることに努めています。

ちなみに、血清アルブミン値[※2]が3・5g／dl以下の方も、低栄養状態のおそれがあります。

血清アルブミン値は、病院や各自治体で実施している基本健康診査において健診医の指示があれば調べられますから、当てはまる方は地域包括支援センターにおいて栄養改善プログラムを介護予防サービス・支援計画書の中に位置づけてもらい、栄養改善プログラムを行なう事業所の管理栄養士を紹介してもらってください。

栄養改善プログラムを担当する管理栄養士は、一人ひとりの高齢者に対して、しっかりと栄養状態を評価して、適切な栄養ケア計画を策定していきます。基本健康診査に来ることができない方々もいるので、地域の診療所などとも連携し、このチェックリストを窓口においてもらって該当する方々のピックアップもしていきます。

このチェックリストにあてはまる項目がある方は、ぜひ地域包括支援センターにいらしてください。

※1 低栄養状態

高齢者は、噛む力や飲み込む力の低下、手や下肢の機能低下などの身体的な理由、親しい人との死別などによるうつ状態、病気やけがなどによって低栄養状態になります。一人暮らしなので料理をしないなどの社会的な理由も原因のひとつです。

※2 血清アルブミン値

タンパク質の栄養状態の指標として用いられているものです。病気、けが、感染症、手術など体にストレスがかかると栄養状態が急激に低下し、血清アルブミン値が著しく低くなることがあります。また、長期にわたって必要な栄養成分をとらないでいると、徐々に栄養状態が悪化して、血清アルブミン値が低下する場合もあります。

食事をとおして生活全般を支援します

図2のように、しっかり食べてエネルギーとタンパク質を十分にとることは、要介護状態や重度化を予防し、生活の質（QOL）の維持・向上につながります。ご飯などの主食とタンパク質食品である肉や魚などの主菜を毎食しっかり食べましょう。十分な量を食べられないときは、好きなものを少量でも、できれば１日何回かにわけて食べるようにしましょう。栄養相談の場では、相談に来られる方々の生活背景や食習慣、嗜好などをふまえて、どうすれば食べられるようになるかを考え、スーパーやコンビニエンスストアなどのお惣菜などの手がかからないものの購入を勧めるなど、できるだけ負担が少ない「食べるため」の方法をアドバイスします。

また、介護予防の目的は、高齢者の自立した生活を支援することですから、単に食べ方のアドバイスをするだけでなく、高齢の方々のための料理教室を紹介したり、介護スタッフと協働で一緒に買い物に行って簡単な料理をつくってみるなど、食事をとおしてその方の生活全般を支援していきます。

図2:食べることが生活の質を高める

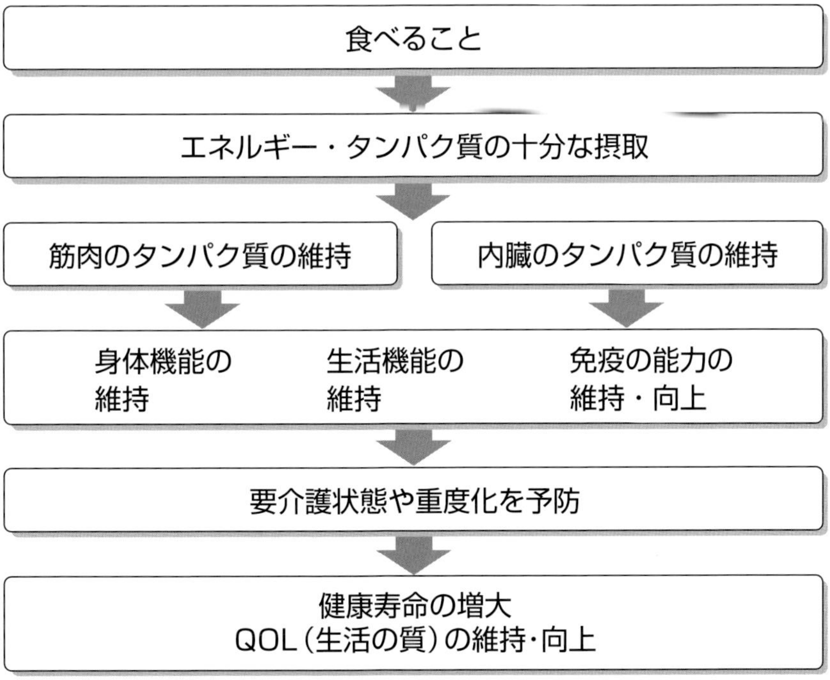

厚生労働省「栄養改善マニュアル」より

通所における栄養改善サービス（予防給付）の取り組み
～T・Sさん（78歳男性、独居）の場合

報告・田中和美
＝麗寿会ふれあいの森

T・Sさんのプロフィール

氏名／T・S
要支援／2　78歳　男性
独居
身体状況／腰痛があるので外出の際は杖を使用。BMI：18・4。若いときから少食で、体型は痩せ型。
疾患／高血圧症
服薬／ノルバスク錠2・5mg（1日1錠）、ムコスタ錠100（1日3錠）

一昨年秋、妻が他界したのを機に関西から引越し、娘夫婦の近所に住む。週末の夕食は娘夫婦と食べることが多い。閉じこもり傾向があるので、近くの老人福祉センターなどで行われるレクリエーションにも参加するようにしている。昨年冬、義歯が破損し通院している際、風邪（主に発熱下痢症状）をひき、食欲が減退し、体重が2カ月で2・5kg減少した。義歯の破損、風邪は治ったにもかかわらず、体重減少はそのままで以前のように元気な感じが取り戻せないまま現在に至っている例。

介護予防通所介護：週1回利用。
介護予防訪問介護：週1回利用（腰痛のため掃除などの生活介護）。

栄養改善サービスでの管理栄養士は、多職種とどのように関わっているか？

ケアマネジャーとの連携＝家族からの生活状況全般（食事の好み、スタイルも含む）の情報を得る。通所サービス以外のサービス（訪問介護など）の利用状況、ケアプラン、ケア記録の共有。栄養改善サービス開始について担当者会議を開催し、家族への栄養改善サービスの必要性を説明し、同意を得る。

通所相談員、介護職との連携＝通所サービスでの食事状況、デイサービスでのレクリエーションの参加の様子、家族との連絡状況、月1回の体重測定を記録する。

介護支援ソフトに入力したケア記録を栄養課でも閲覧する。

通所の看護職との連携＝医療的側面（バイタル、服薬状況など）からの情報の共有。

T・Sさんの場合の通所サービスにおける栄養相談のポイント

・不安解消　本人の食事に対するこだわり、訴えに傾聴する。

・知識獲得　本人も家族も高齢者はあまり食べなくても大丈夫と考えていることや、年をとるとやせるのは仕方ないと思っていることなどを正し、高齢期における正しい栄養の知識を獲得。

・負担感をもたせない　理屈は理解できても、実行は難しいことから、一度に相談ごとをクリアしなくても良いようにする。ハードルを低くして達成感を持たせ、次への行動につながるようにする。

栄養改善サービス計画書

（初回）・紹介・継続　（認定済）・申請中

利用者名; T. S　殿　　生年月日　S○年　◇月　●日　　住所; 茅ヶ崎市○町

計画作成者氏名　管理栄養士　　田中

所属名及び所在地　特別養護老人ホーム　○○○○の森　　初回作成日;　平成18年　○月　△日

担当者氏名　介護支援専門員　U　　作成（変更）日; 平成　年　月　日

要介護状態区分	要支援 1　・（要支援 2）・　要介護 1
利用者及び家族の自己実現の課題や意欲、意向	慣れない土地でも娘夫婦や地域の人のなかで自立した生活を営んでいきたい。重い介護状態にならないようにしたい。
解決すべき課題（ニーズ）	栄養のリスク（（中）・　高　） 体重の減少、食事（量、形態）の修正、外出の機会減、健康状態の不安。
長期目標（ゴール）と期間	**栄養状態を回復、維持させる食の自立支援。デイサービスや地域の福祉センターでの行事に楽しく参加できて、自立した生活を継続すること。**

短期目標と期間	栄養改善サービス（食事、栄養食事相談、多職種による課題の解決など）	担当者	頻度	期間
・減少した体重の回復	・風邪を引いた時に主食をお粥に変えたままになっているのを元の米飯に戻し、1日約250kcalのエネルギーUPを図る。 ・デイサービスで食が進まないときは必ず声掛けをし、調子の良いとき、好きな献立の時はおかわりを勧める。 ・乳製品が好物なので食欲不振の時はヨーグルトだけでなく、カロリーの高いチーズも摂るようにする。 ・豆腐と卵ばかりでなく肉、魚も食べる。調理が億劫な際は近くのスーパーの惣菜を利用する。	管理栄養士 通所相談員 通所介護職	月1回 利用時 〃	6ヶ月
・食事の偏りの修正	・野菜不足対策に朝の飲み物は野菜ジュースも100ml飲むようにする。 ・歯が悪くないので柔らかい食材ばかり摂らないよう、根菜類は手間のかからない冷凍のカット野菜を常備して手軽に使用する。	管理栄養士	月1回	6ヶ月
・地域の中で明るく活動的でいたい	・福祉センターのレクリエーションの日は近所の△△さんに声をかけて戴き、定期的に外出の機会を得る。 ・デイサービスで趣味の将棋をする。（地域の将棋クラブのボランティアグループ） ・デイサービスの出張有料散髪を利用し、外出が億劫にならないよう身だしなみを整える。（月1回　第三金曜日）	近隣の方 ケアマネジャー 通所相談員	利用時 利用時	6ヶ月
・健康不安への対応	・デイサービス利用時にバイタルの変化、疾病に対する変化をチェックをする。健康不安への傾聴。	看護師 通所介護職	利用時 〃	6ヶ月
特記事項				

お弁当の残りご飯の活用法

ご飯を冷凍保存しておけば、いつでもすぐに食事がつくれます

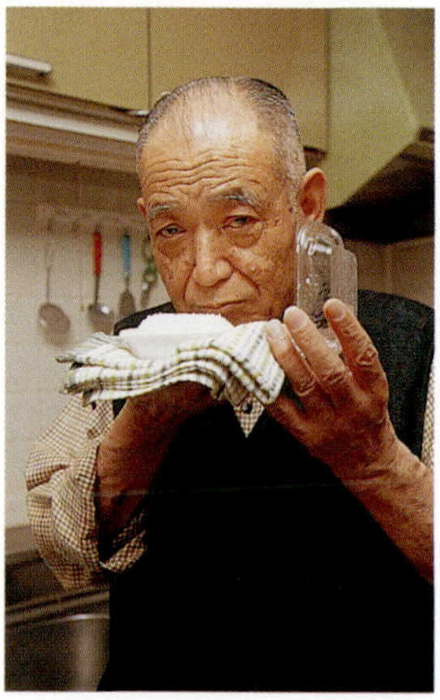

細谷憲政 先生（東京大学名誉教授）

「いかに手軽につくれるか」

一人暮らしの高齢者にとって、毎日の食事を生の素材からつくることは、なかなか大変なことなのです。
高齢者の負担にならず、しかも栄養のあるメニューがいまこそ必要です。
たとえば、スーパーで買ってきたお弁当やお惣菜の上手な活用法も、その一つです。今回は私が行なっている、お弁当の残りご飯のおいしい活用法を合わせて紹介しましょう。

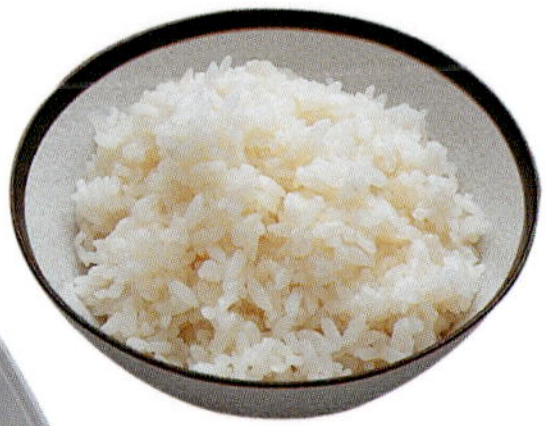

ご飯

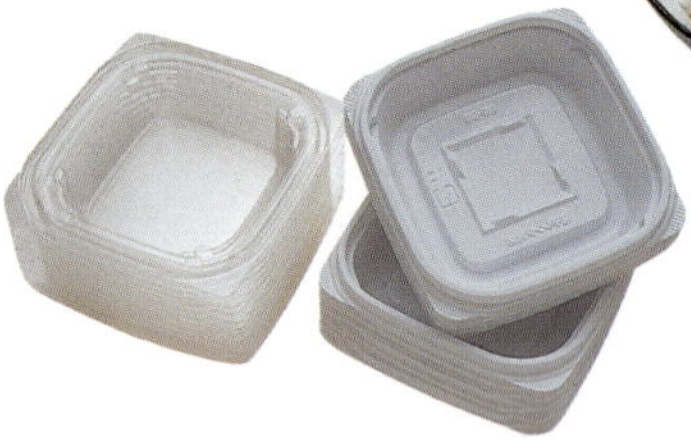

プラスチックのパック

材料（1人分）

プラスチックのパック

・冷凍できて電子レンジにも対応できるもの。スーパーやコンビニエンスストアで売っているお惣菜の容器を再利用してもよいでしょう。

お弁当などの残りご飯

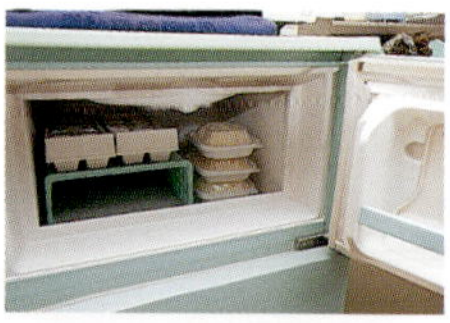

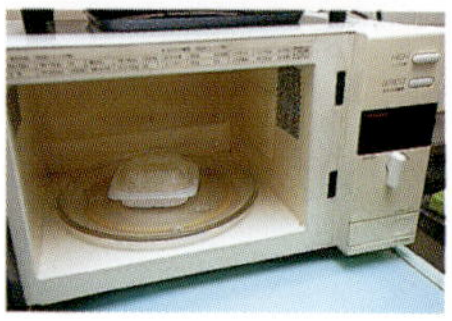

つくり方

1. 残りご飯を1杯分ずつパックに詰める。
2. 冷凍庫に入れて保存する。

＊1パックずつ電子レンジで解凍する。

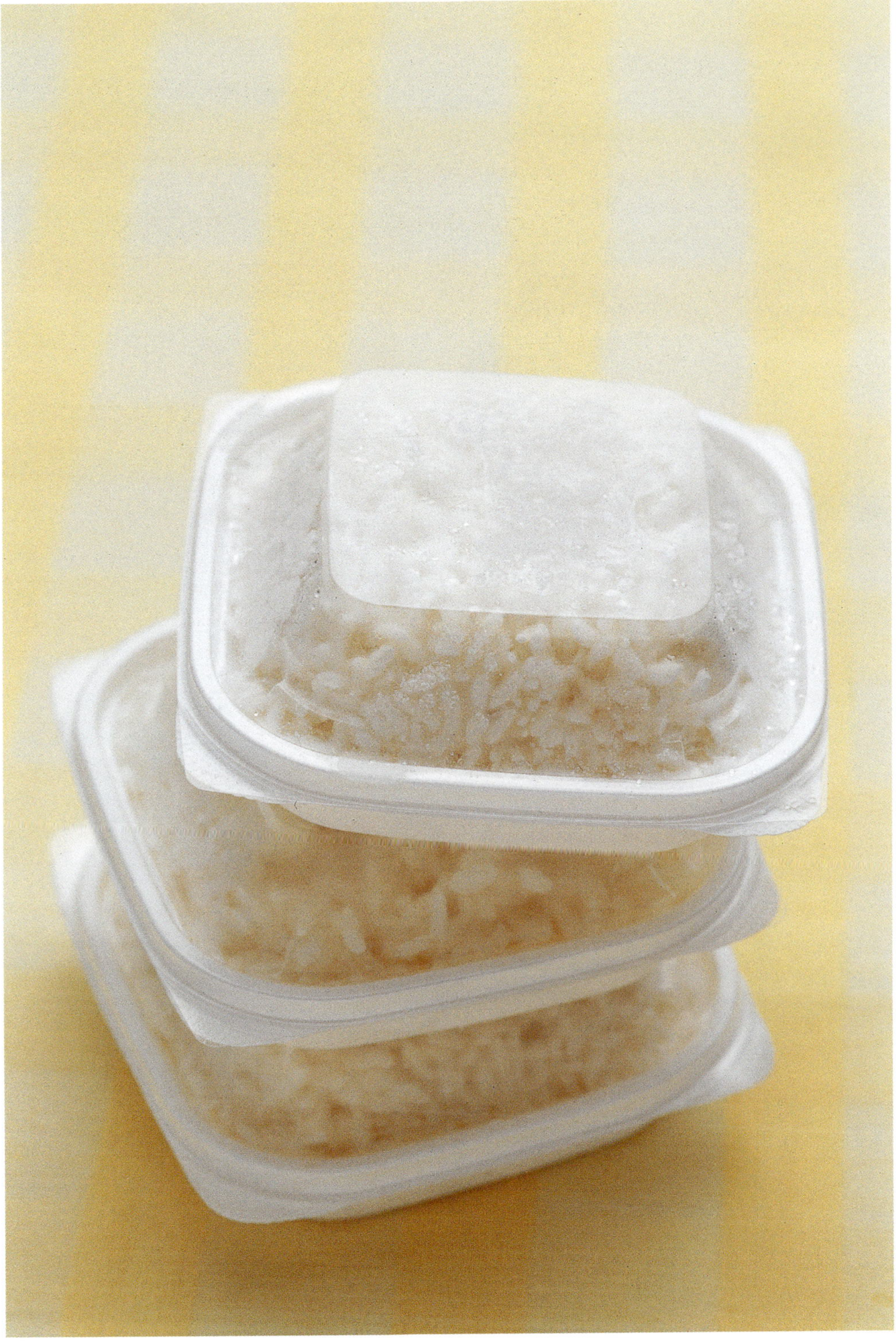

➡ いつも、2～3パック保存しておくと、便利です。

➡ 解凍してから、雑炊やチャーハンにしてもよいでしょう。

何でも雑炊

鍋一つでできる、
身も心も温まる一品

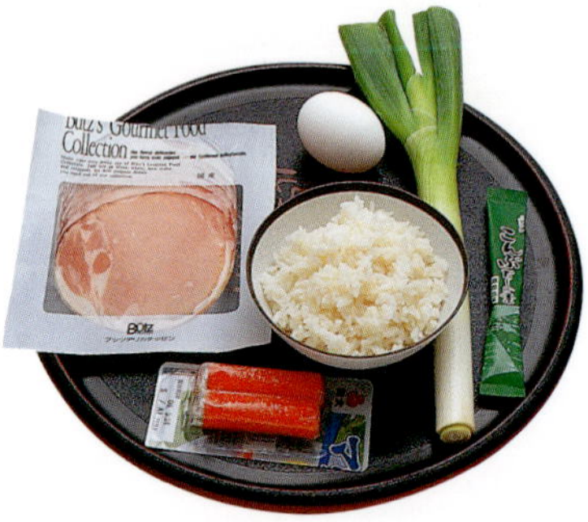

ご飯　長ねぎ　だしの素（昆布味）
ハム　カニかまぼこ　卵

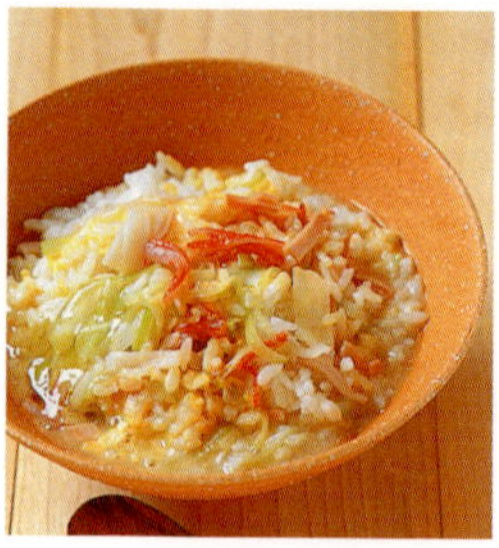

もりつけ例

材料（1人分）

ご飯……1杯
長ねぎ……1/4本
だしの素（昆布味）……小さじ1/2
ハム……1枚
カニかまぼこ……2本
卵……1個

つくり方

1. 鍋に1カップ強の水を入れて火にかけ、細かく刻んだ長ねぎ、だしの素を入れる。
2. 1が沸騰したらご飯を入れ、刻んだハム、カニかまぼこを加える。
3. 溶き卵をまわし入れ、ふたをし、火を止めて3〜5分蒸らす。

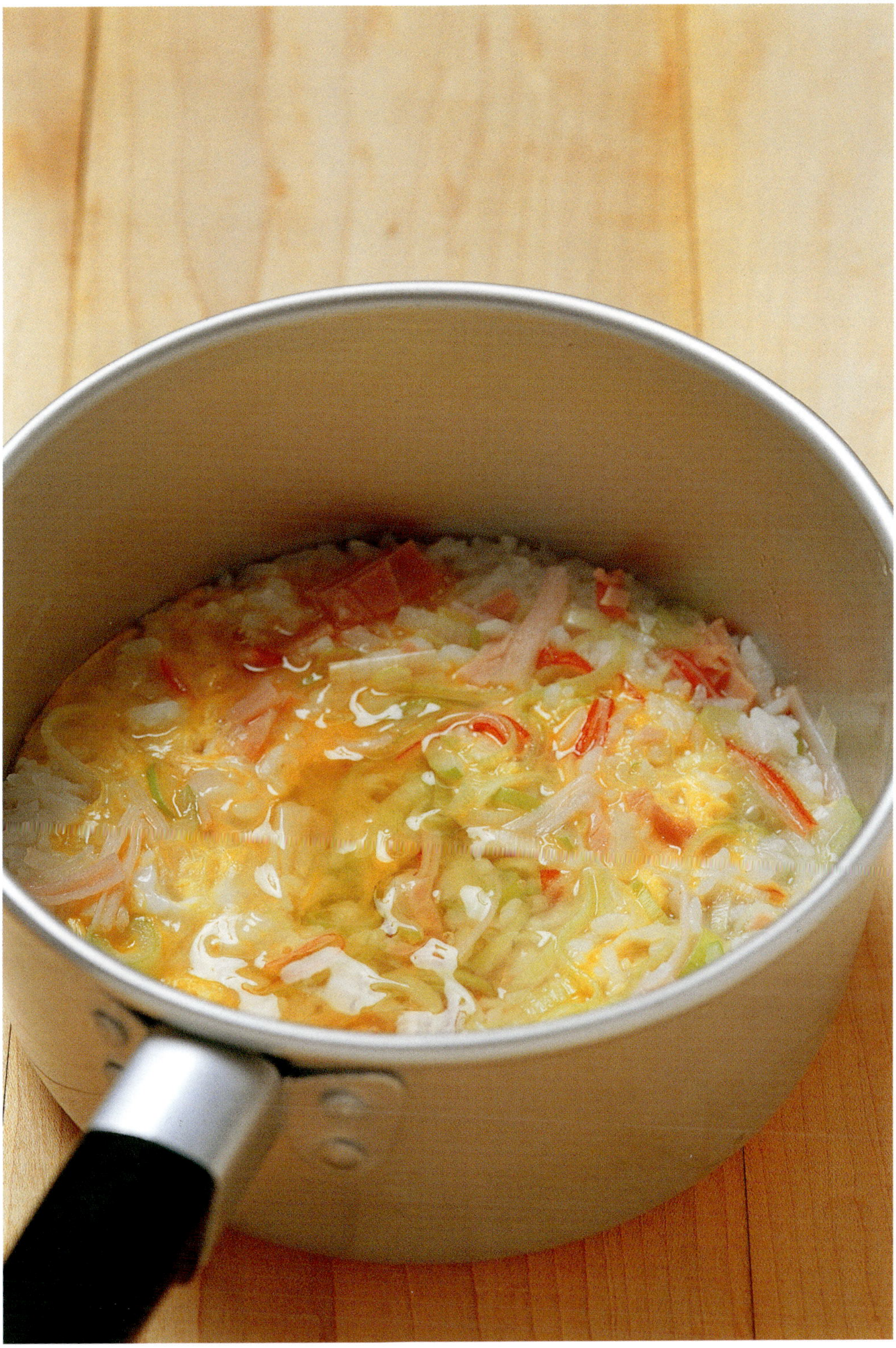

➡ 冷凍したご飯は、電子レンジで解凍してから使います。

➡ 具にメンチカツをほぐしたものを利用してもおいしく食べられます。

芙蓉蟹（ふようはい）

**混ぜて焼く。
これぞ、男料理の真髄！**

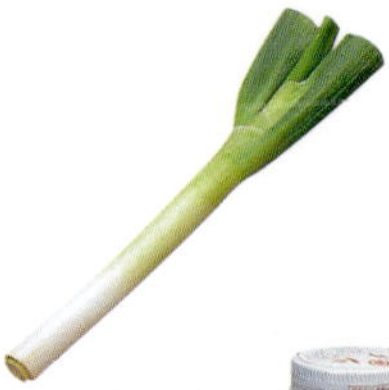
長ねぎ

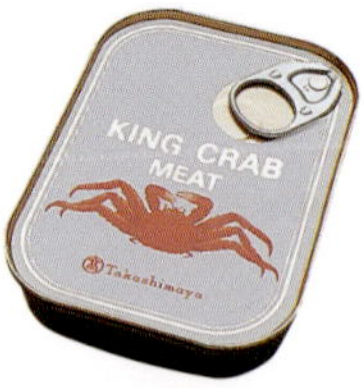

カニ缶

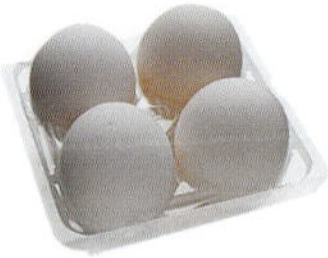
卵

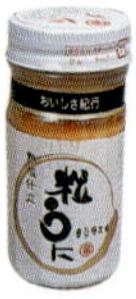
ウニ

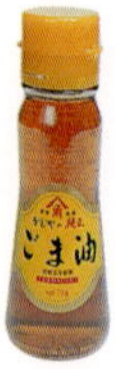

ごま油

材料（1人分）

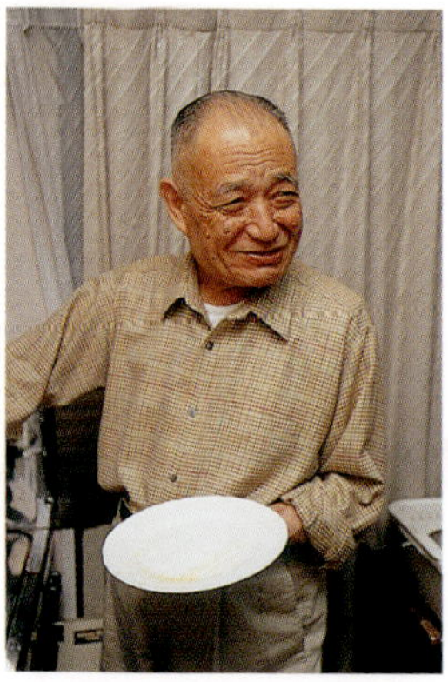

長ねぎ……1本
カニ缶……1個
卵……2個
砂糖……大さじ1
ウニ……少々*
塩、こしょう……少々
ごま油……大さじ1（多め）

つくり方

1. 長ねぎは小口切り、カニ缶はほぐし、両方ともボウルに入れる。
2. 1に卵を割り入れ、砂糖を加える。ウニを入れ、卵で溶くようによく混ぜる。
3. フライパンをよく温めてから油をひき、2を流し入れて両面を色よく焼き、中まで火を通す。

*冷蔵庫にある食べ残しのビン詰めのウニを利用しました。なければ入れなくてもよいでしょう。

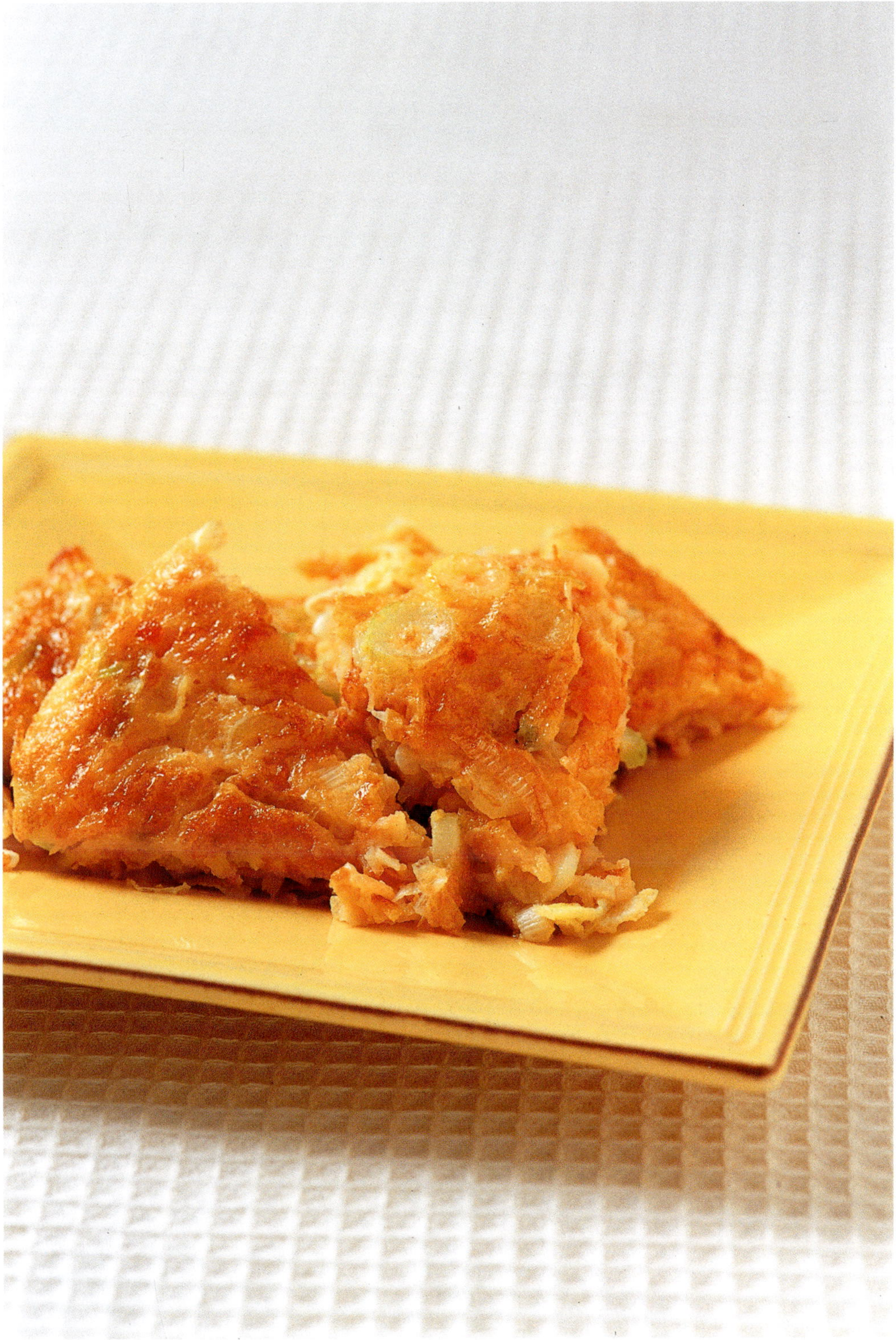

➡ ねぎが焼けた香ばしさと、卵のやさしい味がよく合います。
➡ フライパンで裏返すときは、皿をかぶせてひっくり返します。

細谷式ハッシュブラウンポテト

チーズのとろける香りが
食欲をそそります

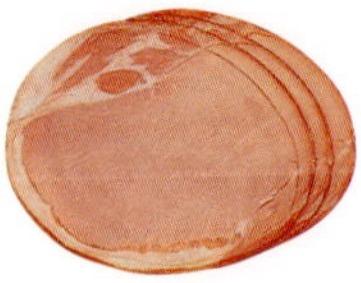

ハム

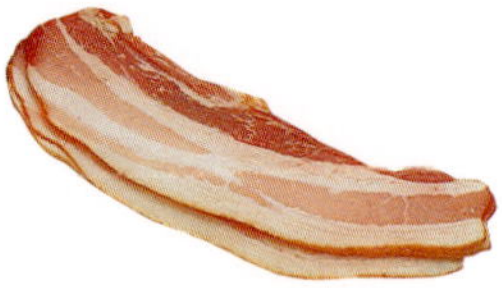

ベーコン

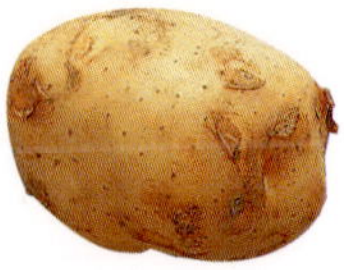

じゃがいも

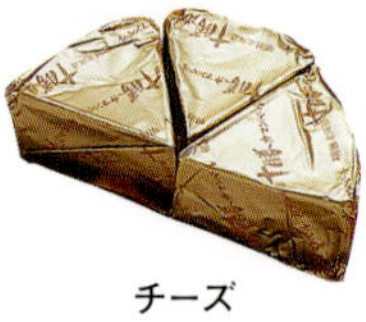

チーズ

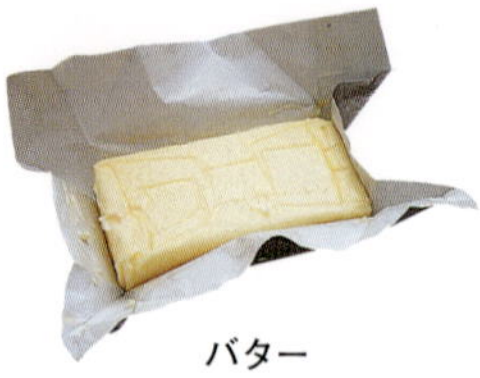

バター

材料（1人分）

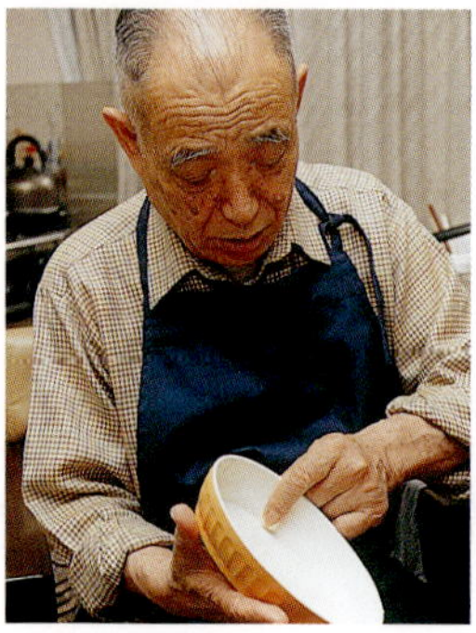

じゃがいも……中1個
ハム……1枚
ベーコン……1枚
チーズ……薄切り2枚
バター……大さじ1
塩、こしょう……少々

つくり方

1 電子レンジにかけられる深めの容器の内側にバターを薄く塗る。

2 じゃがいもは皮をむいて、せん切りにし、熱湯で約1分ゆでる。

3 鍋にバターを入れ、2、刻んだハムとベーコンを加え、塩、こしょうで味をととのえる。

4 1に3を入れ、チーズをのせ、オーブントースターで焼く。

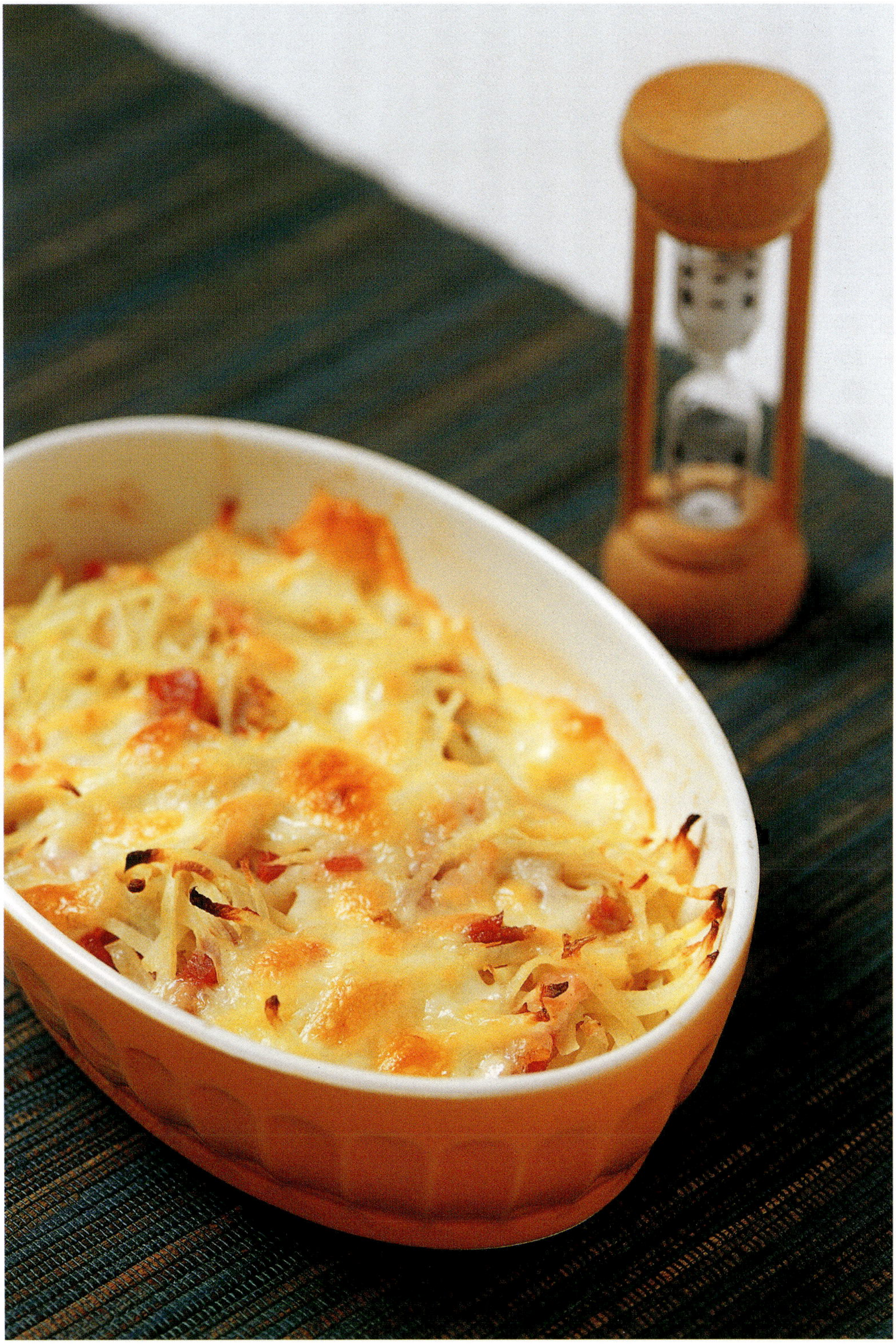

➡ せん切りにするときは、せん切りができる器具を使うと簡単です。
➡ じゃがいもはゆでてから焼くので、外側がカリッと仕上がります。

何でもきゅうりもみ

好きな具と組み合わせれば、
オリジナルの副菜に

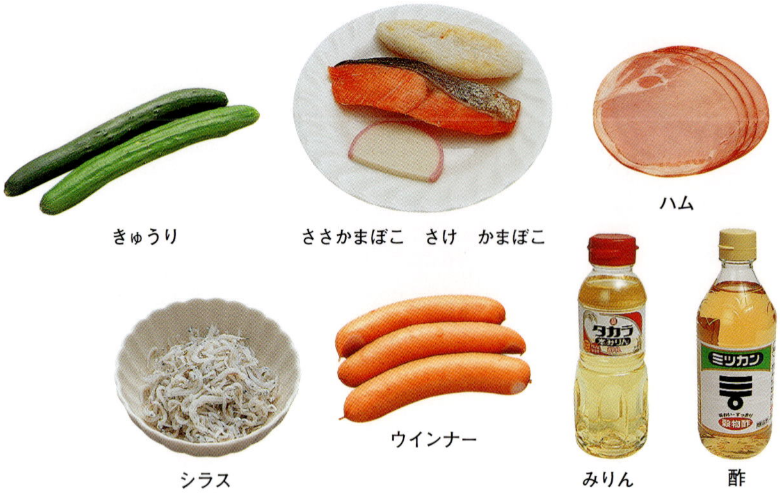
きゅうり
ささかまぼこ　さけ　かまぼこ
ハム
シラス
ウインナー
みりん
酢

材料（1人分）

きゅうり……2本
塩……小さじ1
砂糖……大さじ1
みりん……大さじ1
酢……大さじ1

ささかまぼこ、かまぼこ、ハム、さけ、シラス、ウインナー……各適量

＊全部がなくてもかまいません。
1つの材料でもつくれます。

つくり方

1. きゅうりは薄い輪切りにし、塩を振り入れ、手でよくもみ、水で洗う。
2. みりん、砂糖、酢を混ぜ合わせ、1を和える。
3. 小鉢に2を分け、具をそれぞれ適当な大きさに切って、きゅうりで和える。

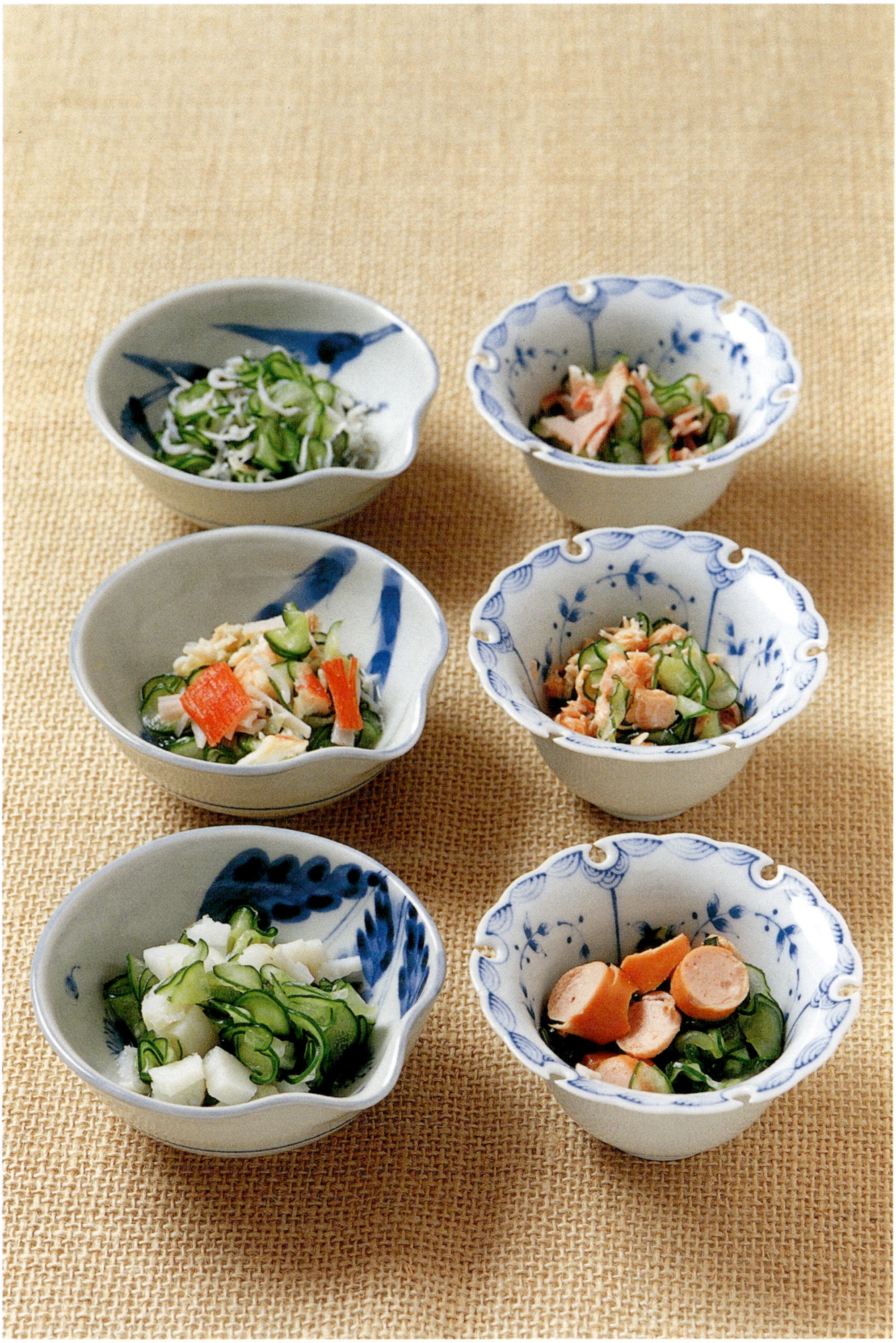

➡ きゅうりと合わせる具は、冷蔵庫の残りものを利用しましょう。

➡ 野菜とたんぱく質が手軽にとれます。

お手軽ポテトスープ

あっという間にできる、
温かいスープ

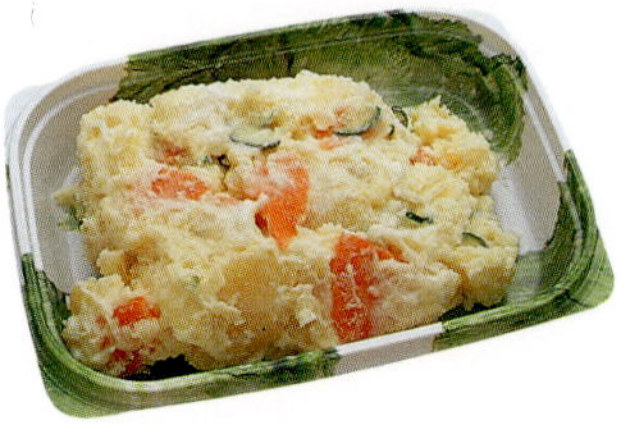

ポテトサラダ

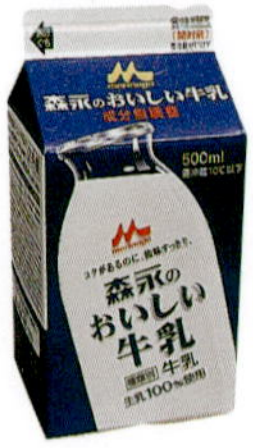

牛乳

材料（1人分）

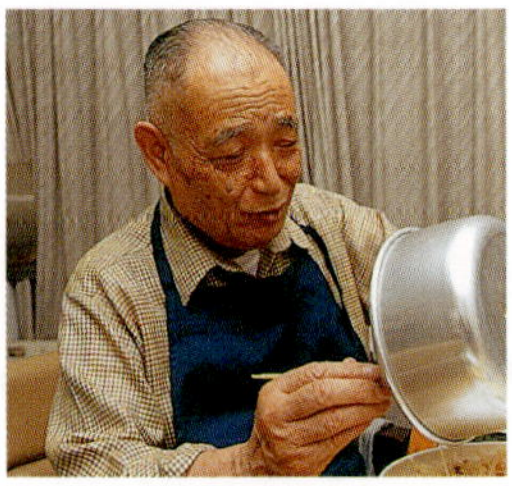

ポテトサラダ（市販）
……大さじ2
牛乳……1カップ
塩、こしょう……少々

つくり方

1. 電子レンジにかけられるスープ皿に、ポテトサラダと牛乳を入れ、よくなじませる。
2. 1に塩、こしょうをふり、味をととのえる。
3. 電子レンジで1分～1分半、加熱する。

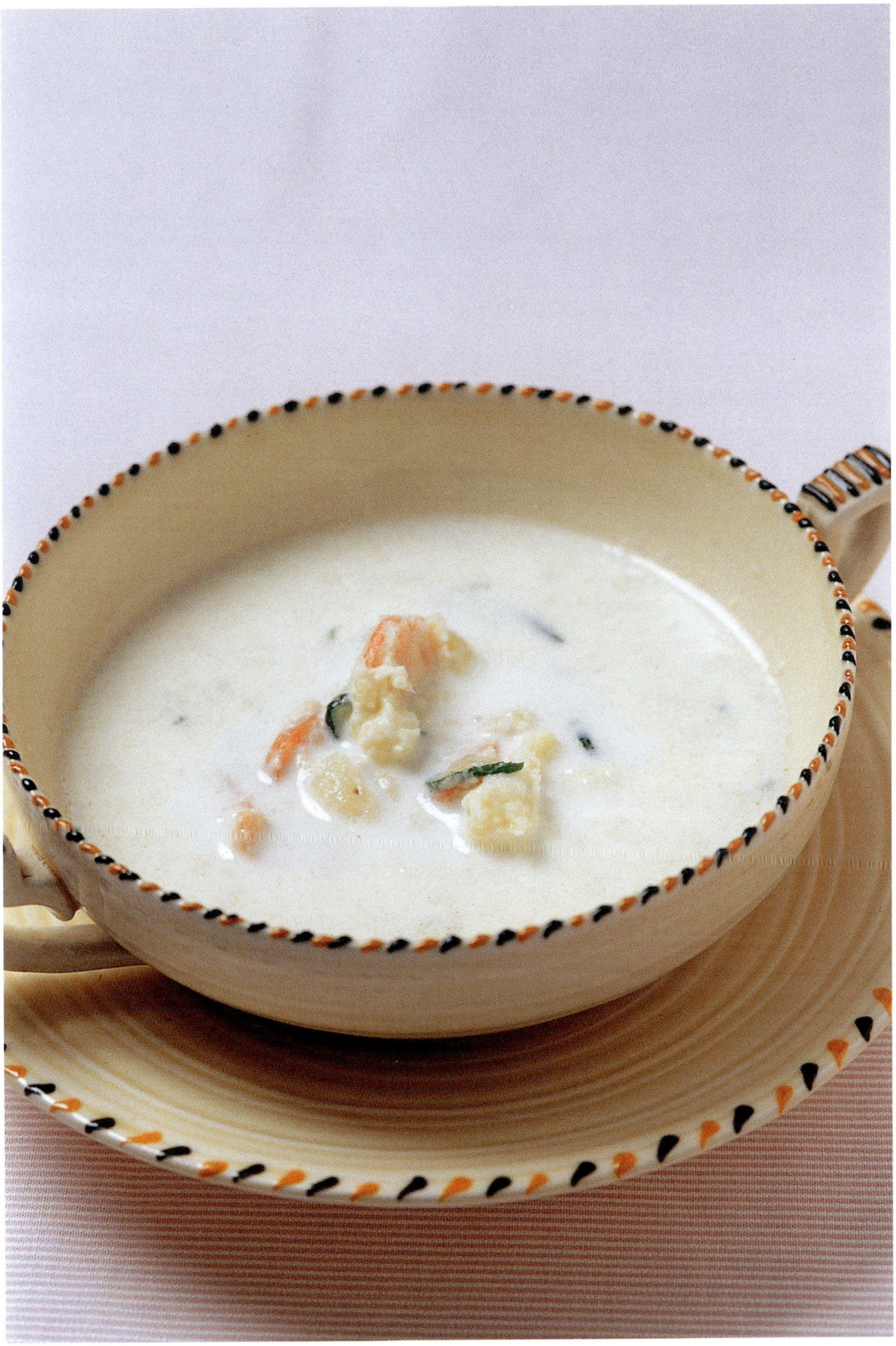

➡ ポテトサラダのかわりに市販のコロッケの中身も利用できます。
➡ 牛乳がとれるので、カルシウム補給になります。

焼きりんご

残ったりんごが
甘いおやつに大変身！

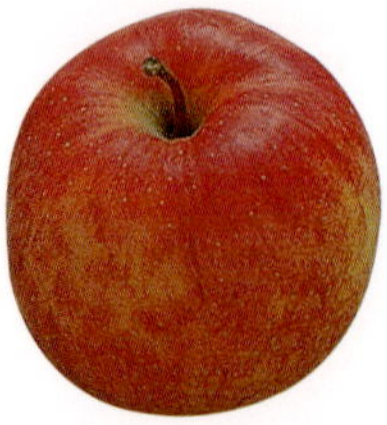
りんご

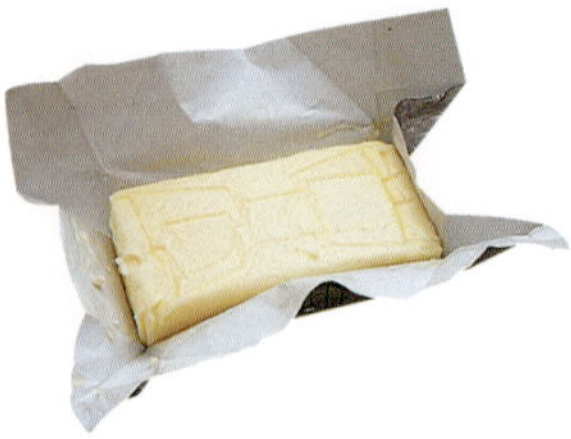
バター

材料（1人分）

りんご……¼個
バター……小さじ1
砂糖……小さじ2

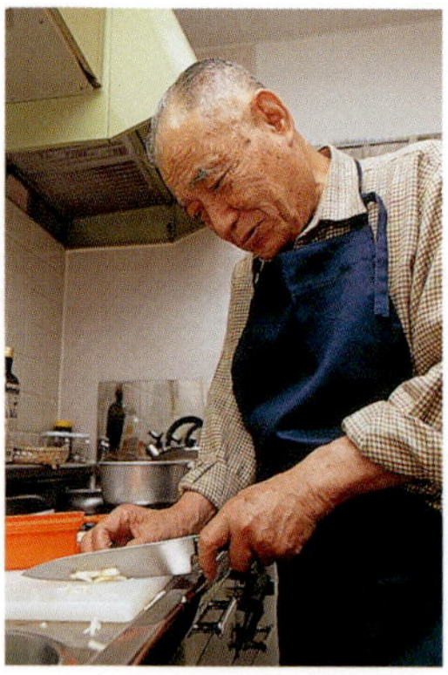

つくり方

1 りんごは皮をむき、小さめの乱切りにする。

2 電子レンジに使用できる深めの器に、りんご、バター、砂糖を入れ、ふたをせず、電子レンジで3〜4分加熱する。

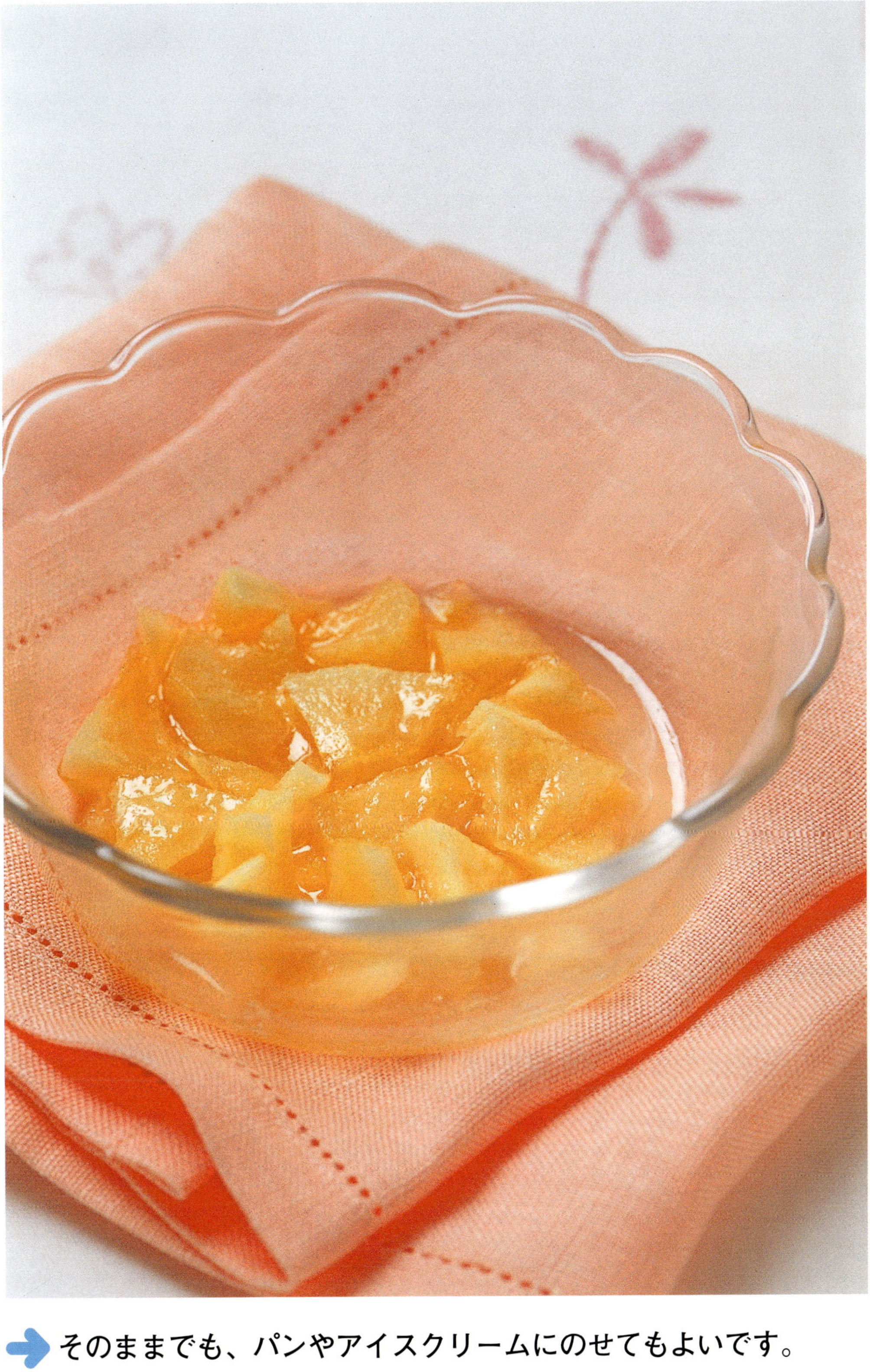

➡ そのままでも、パンやアイスクリームにのせてもよいです。

メニュー提案

田中和美さん
（ふれあいの森　管理栄養士）

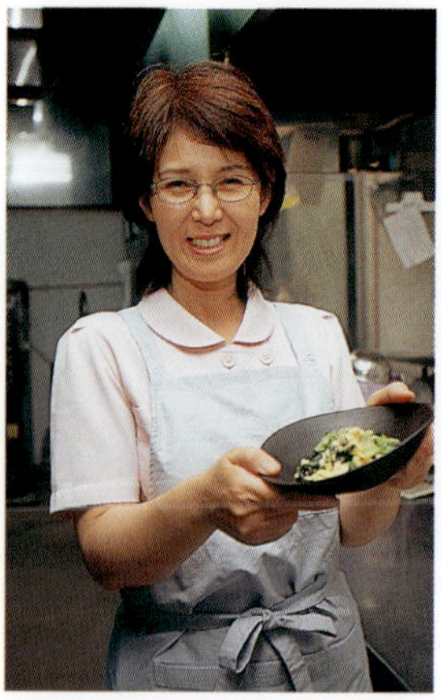

高齢者の日常生活に寄り添った「食」のケアを

「ふれあいの森」（麗寿会、神奈川県茅ヶ崎市）には重度認知症の高齢者が数多く生活する一方、ショートステイやデイケアの方もいらっしゃいます。充実した日々を過ごせるようにお手伝いするためには、高齢者の日常に寄り添うことがとても大切です。ここで紹介するメニューは、一人暮らしの高齢者のための料理教室で、実際にヘルパーさんたちが実践しているものです。

洋風野菜煮込み

包丁もまな板も使わずに、野菜がたくさん食べられます

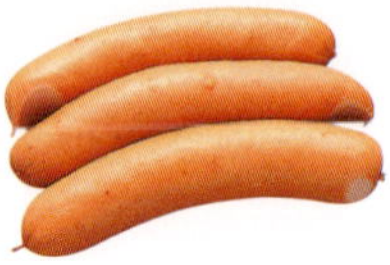

ウインナー

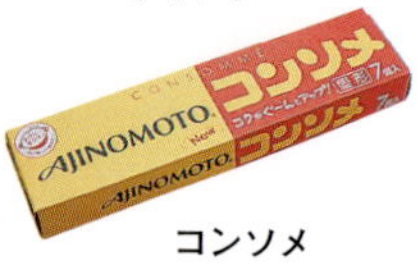

コンソメ

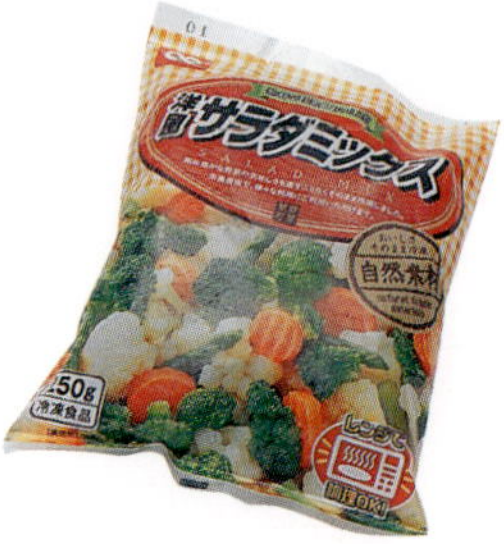

冷凍野菜ミックス

材料（1人分）

冷凍野菜（ミックス）（市販）……1皿
ウインナー……3〜4本
コンソメ（固形）……1個
塩、こしょう……少々

つくり方

1. 鍋にカップ1杯ほどの水とコンソメを入れ、煮立ったらウインナー、冷凍野菜を加えて、約5分煮る。
2. 塩、こしょうで味をととのえ、器に盛る。

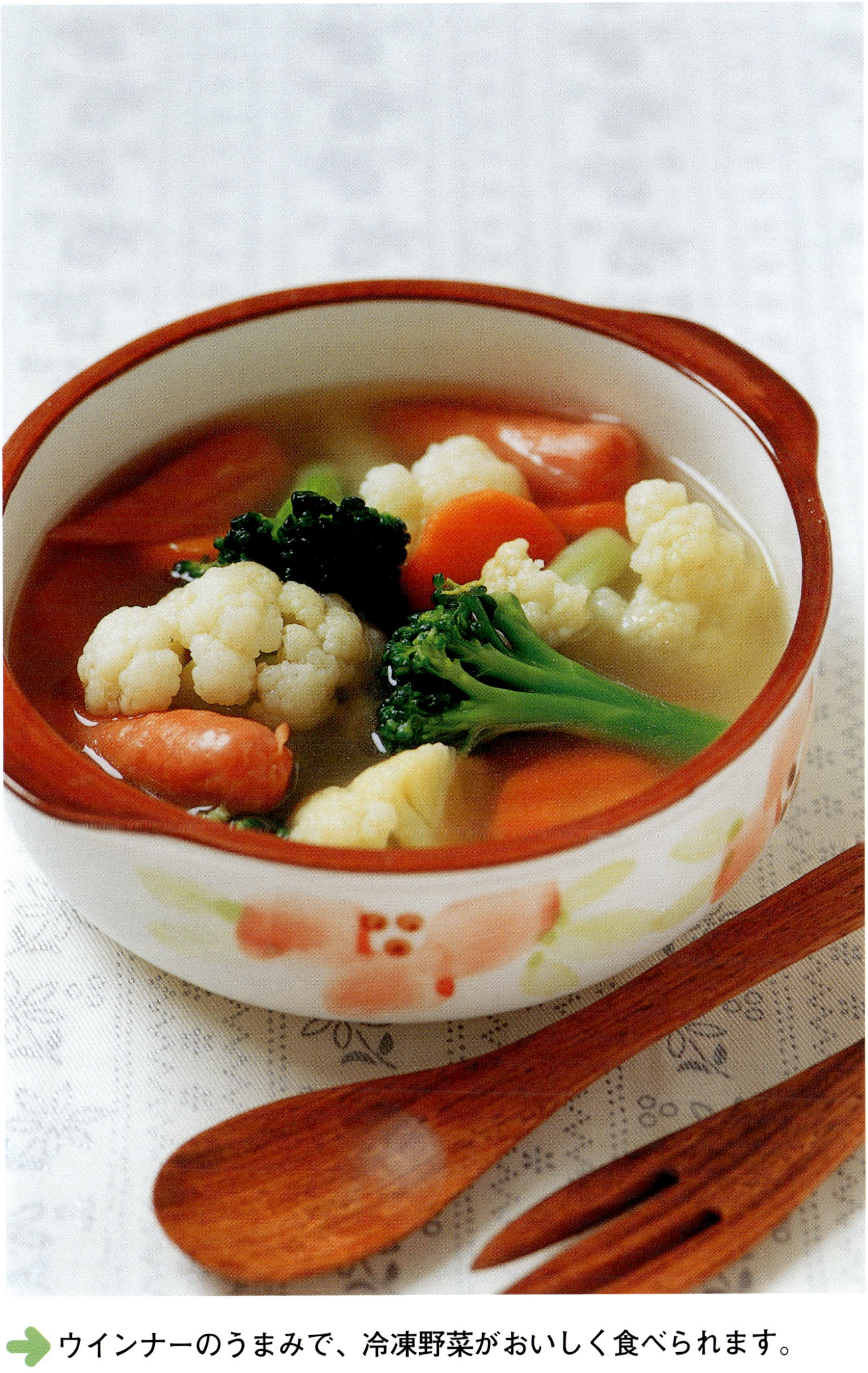

➜ウインナーのうまみで、冷凍野菜がおいしく食べられます。
➜あっという間にできて、栄養満点です。

小松菜と炒り卵の炒めもの

残った青菜でつくる、彩りがきれいな一品

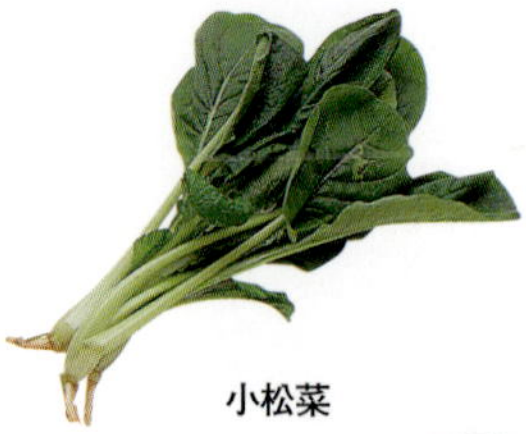

小松菜

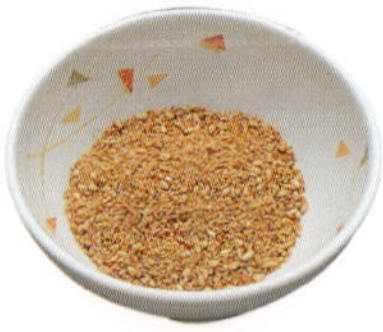

すりごま

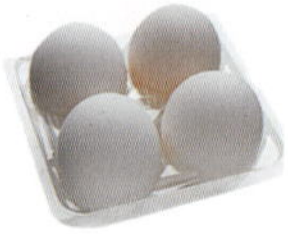

卵

材料（1人分）

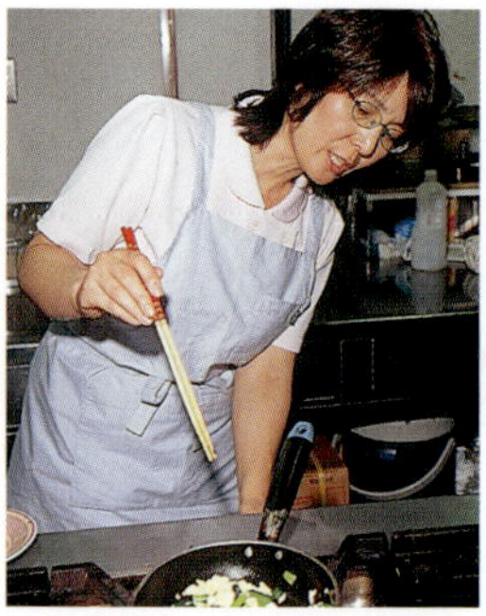

小松菜……2株
卵……1個
サラダ油……小さじ1
塩、こしょう……少々
すりごま……少々

つくり方

1 フライパンに油をひき、溶き卵を流し入れ、炒り卵をつくって取り出す。

2 1のフライパンに、2〜3cmに切った小松菜を入れて炒め、しんなりしたら炒り卵をもどし入れる。

3 塩、こしょうで味をととのえ、器に盛り、すりごまをかける。

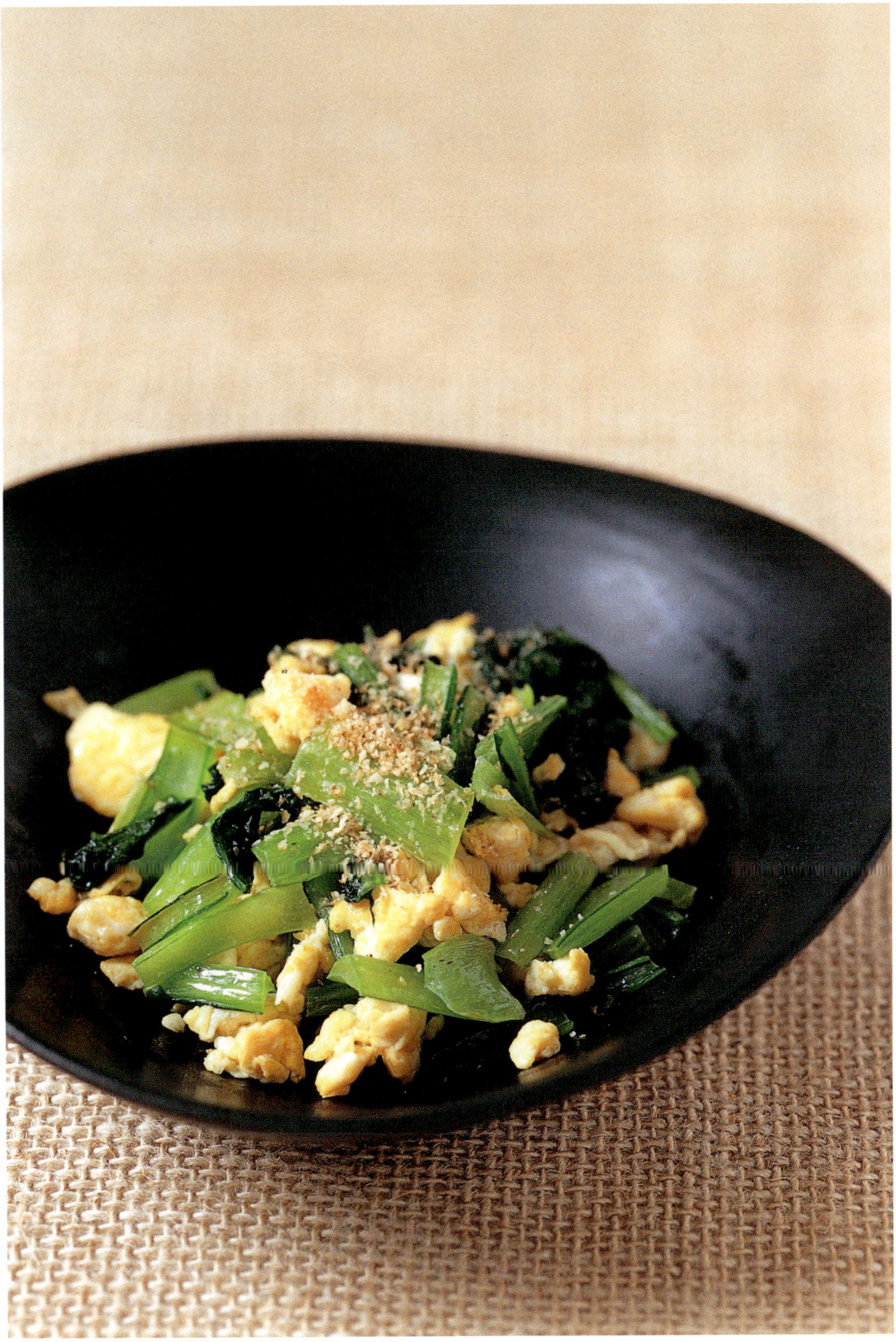

➜ 小松菜のかわりにチンゲン菜やほうれん草でもよいでしょう。

➜ 食物繊維が豊富で、貧血も予防してくれます。

蒸しなすの冷ややっこ

食欲がないときでもおいしい、
豆腐の一品

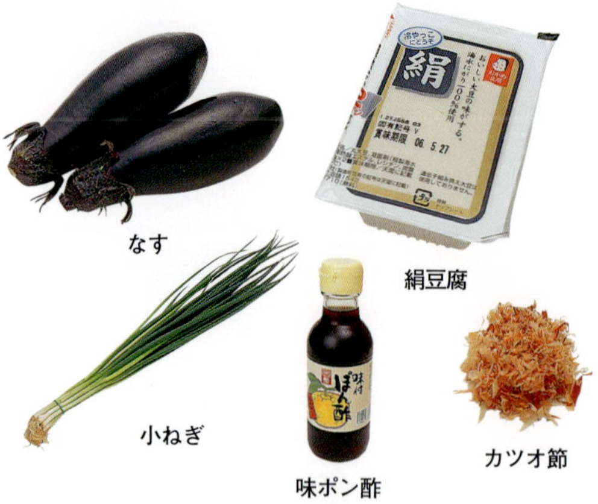

なす
絹豆腐
小ねぎ
味ポン酢
カツオ節

材料（1人分）

なす……中½本
絹豆腐……½丁
小ねぎ……少々
味ポン酢……適量
しょうゆ……適量
カツオ節……適量

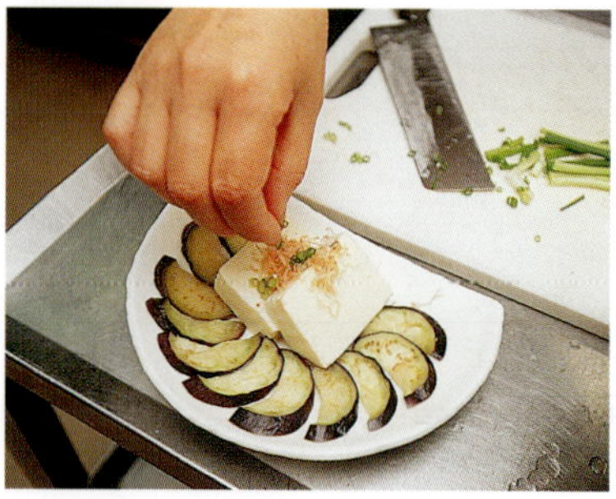

つくり方

1. なすは真ん中から縦に半分に切り、5mm厚さの半月切りにし、水にさらしてあくを抜く。
2. 1を皿に盛り、ラップをかけて電子レンジで約1分半加熱する。
3. 2が冷めたら、食べやすく切った絹豆腐を置き、小ねぎとカツオ節をのせ、味ポン酢としょうゆを合わせたたれをかける。

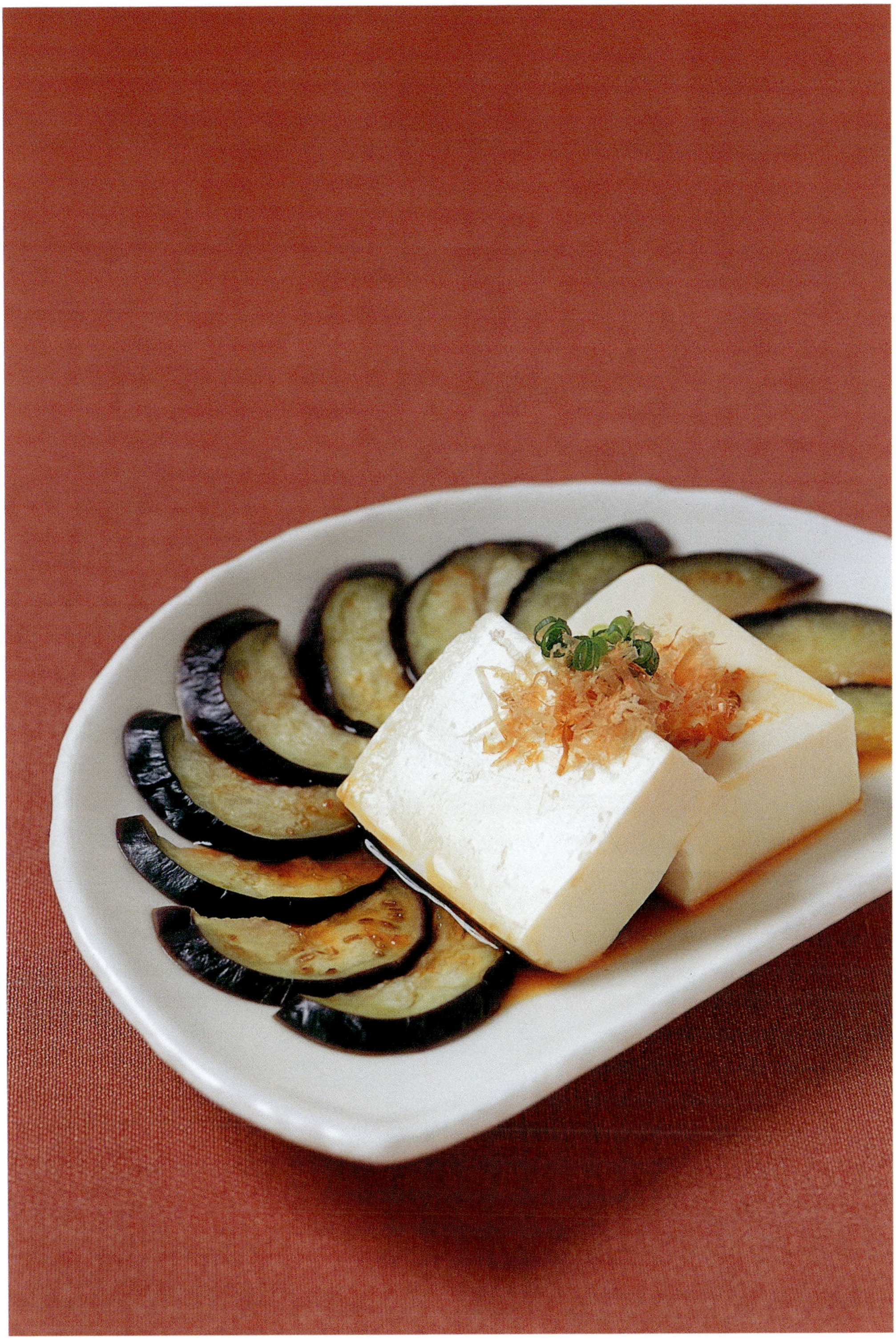

手軽にたんぱく質をとれる冷ややっこに野菜を足して、
よりおいしくいただきましょう。

やわらか鶏肉のごまだれ風味

ごまの風味が食欲をそそります

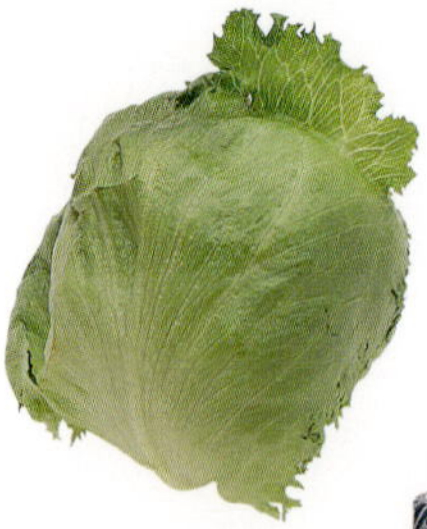

レタス

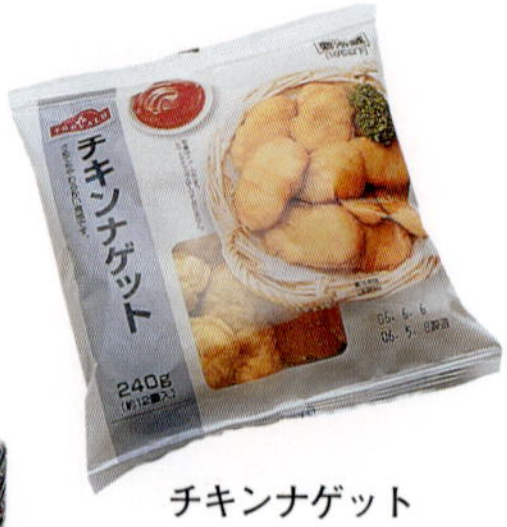

チキンナゲット

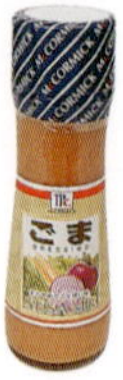

ごまドレッシング

材料（1人分）

チキンナゲット（市販）……3〜4個
レタス……2〜3枚
ごまドレッシング……適量

つくり方

1 チキンナゲットは、レンジで約1分加熱し、食べやすい大きさに切る。

2 レタスは洗ってちぎり、皿に並べる。

3 2の上に1を盛り、食べるときにごまドレッシングをかける。

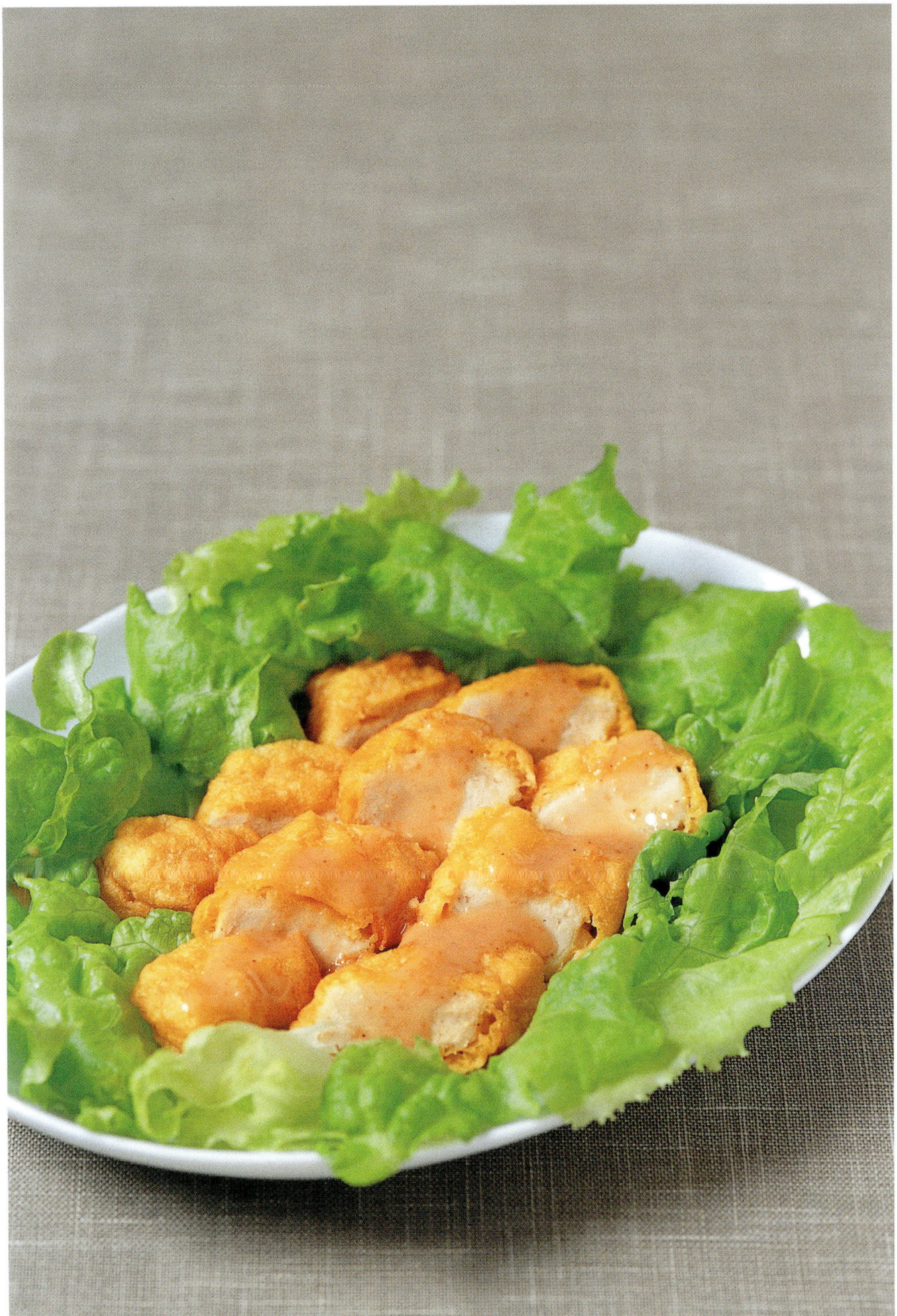

- レタスのかわりに、きゅうりやきゃべつでもよいでしょう。
- 軟らかくて食べやすいナゲットは、たんぱく質補給に最適です。

具だくさんみそ汁

冷蔵庫の残り野菜をむだなく活用します

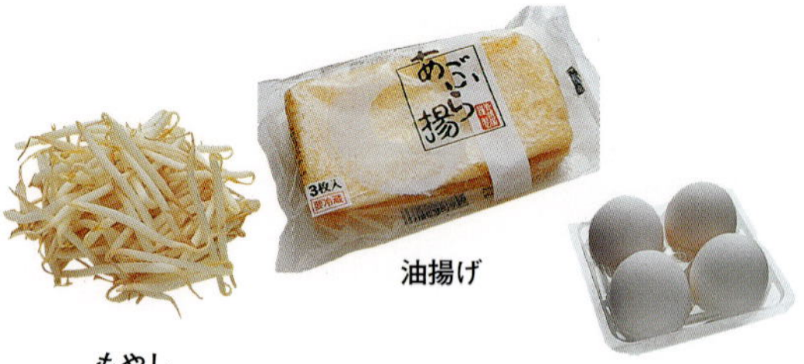

もやし　油揚げ　卵

材料（1人分）

もやし……1/4袋
油揚げ……1/2枚
だしの素……適量
みそ……適量
卵……1個

つくり方

1 鍋に水（1カップ）を入れ、だしの素を入れて沸騰させ、もやしとせん切りにした油揚げを入れる。

2 もやしに火が通ったら、みそを溶き入れる。

3 2に溶き卵をまわし入れ、火を止めてふたをし、1分ほど置く。

栄養補助食品を使った簡単デザート

「エンジョイムース」は、水を混ぜるだけでムース状になる粉末です。飲み込む力や噛む力が低下したときに、おいしく栄養補給をすることができます。

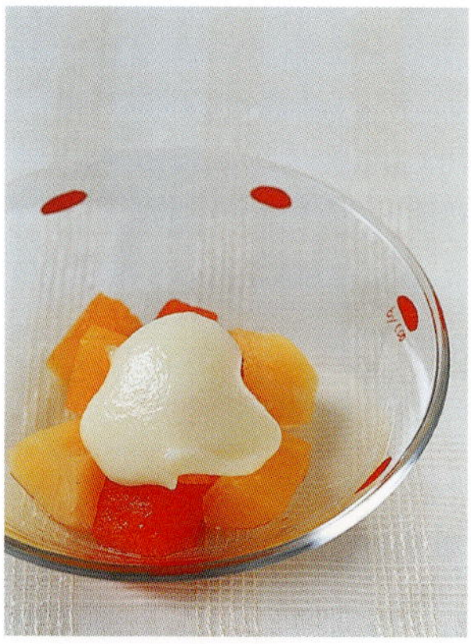

フルーツ缶詰（ミックス）
……1カップ
エンジョイムース（プレーン）
……小袋1本
水……大さじ1

❶エンジョイムース（粉状）に水を加えて混ぜ、ムース状にする。
❷フルーツ缶詰を器に盛り、❶をかけ、冷蔵庫で冷やす。

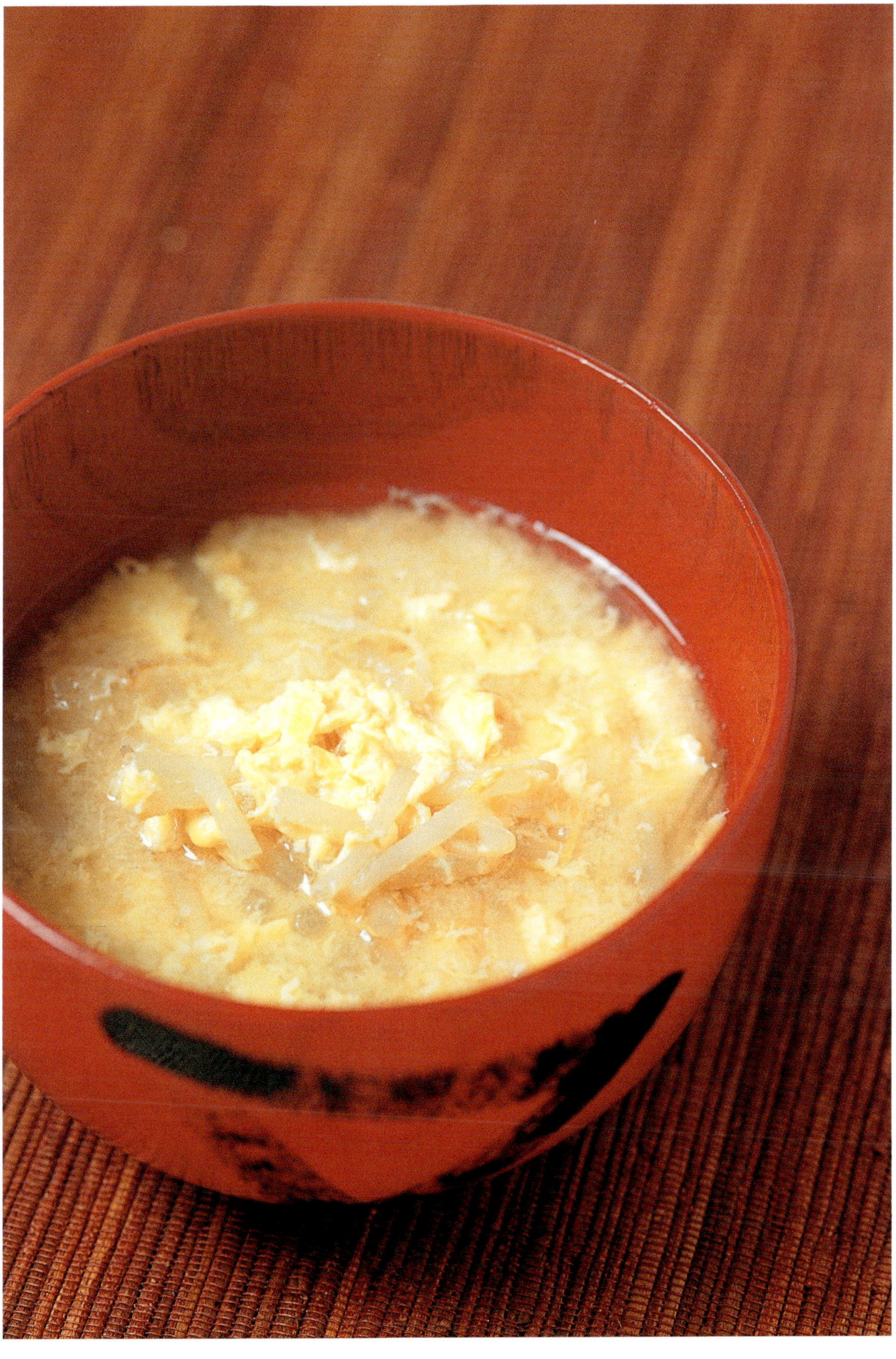

卵と油揚げを加えたことで、エネルギーとたんぱく質がぐんとアップします。

さんまの柳川風

「これなら、できる！」男性の一人暮らし高齢者に大好評

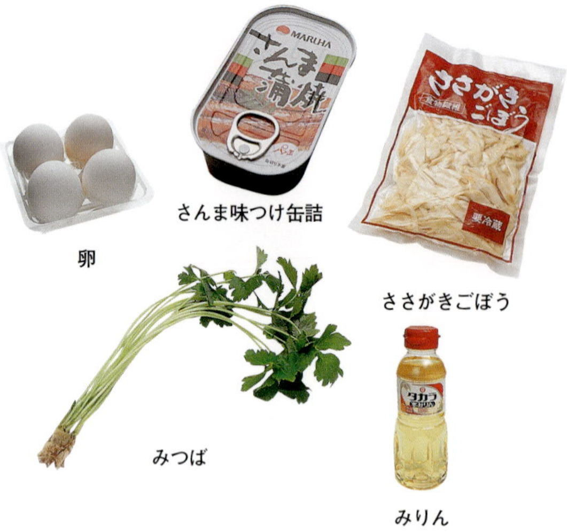
卵
さんま味つけ缶詰
ささがきごぼう
みつば
みりん

材料（1人分）

さんま味つけ缶詰……½缶
ささがきごぼう（市販）……1皿
油……小さじ½
だし汁……適宜
酒……大さじ½
みりん……小さじ1
しょうゆ……小さじ1
卵……1個　みつば……少々

つくり方

1. ささがきごぼうを油で炒め、だし汁で軟らかくなるまで煮る。
2. 1に調味料を加え、缶詰のさんまを入れて溶き卵をまわし入れる。
3. みつばを切って、散らす。

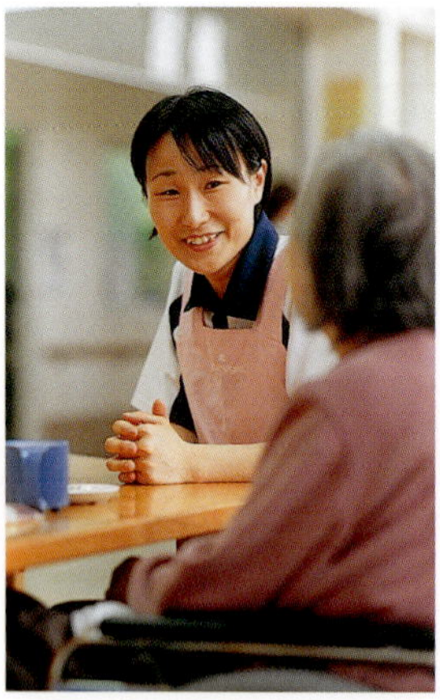

麻植有希子さん
（都筑シニアセンター　管理栄養士）

みるみる元気になった、一人暮らし高齢者のための一品

都筑シニアセンター（横浜育明会、神奈川県横浜市）には、経管栄養の方から、低栄養、嚥下障害の方など、さまざまな高齢者がいらっしゃいます。一人ひとりに即した食事のケアをするように心がけています。
今回のメニューは、そうした取り組みのなかから生まれました。脂質不足で貧血気味だった一人暮らしの男性（78歳）のために考案したのが「さんまの柳川風」。ご自分でつくり、みるみる栄養状態が改善してきました。

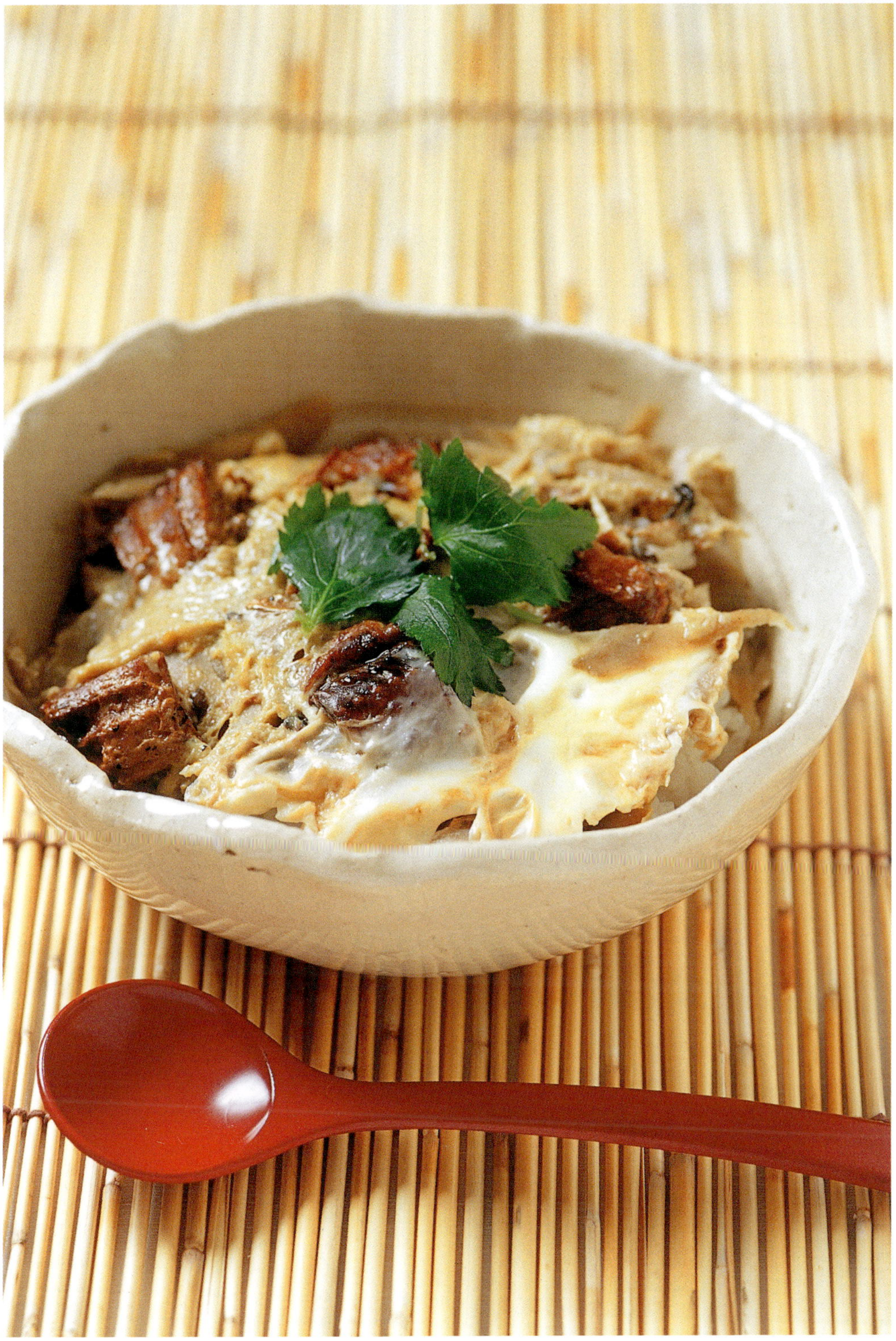

➡ さけ缶やさば缶を使ってもおいしくいただけます。

➡ 皿に盛って、おかずにしてもよいでしょう。

きらら寿司

**食欲のないときでもさっぱりと食べられる、
簡単できれいなお寿司**

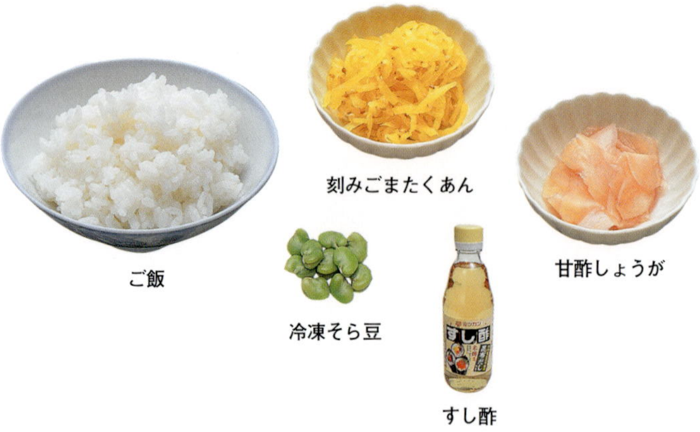

刻みごまたくあん
ご飯
甘酢しょうが
冷凍そら豆
すし酢

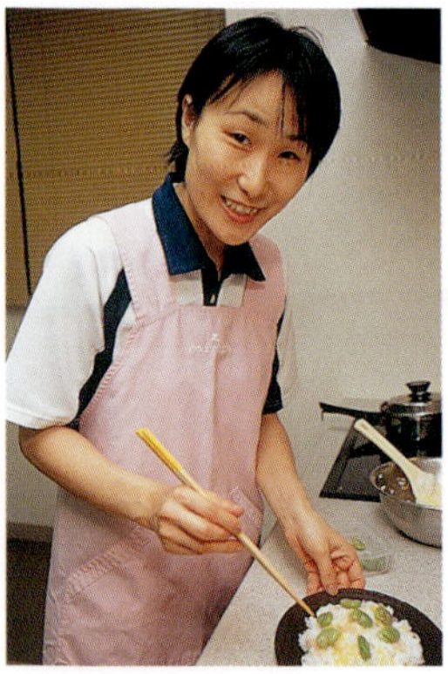

材料（1人分）

ご飯……1杯
すし酢……大さじ2
刻みごまたくあん（市販）
……1カップ
甘酢しょうが……大さじ1
冷凍そら豆……8粒

つくり方

1 甘酢しょうがはせん切りにする。

2 ご飯にすし酢、たくあん、甘酢しょうがを混ぜる。

3 ゆでて皮をむいたそら豆をのせる。

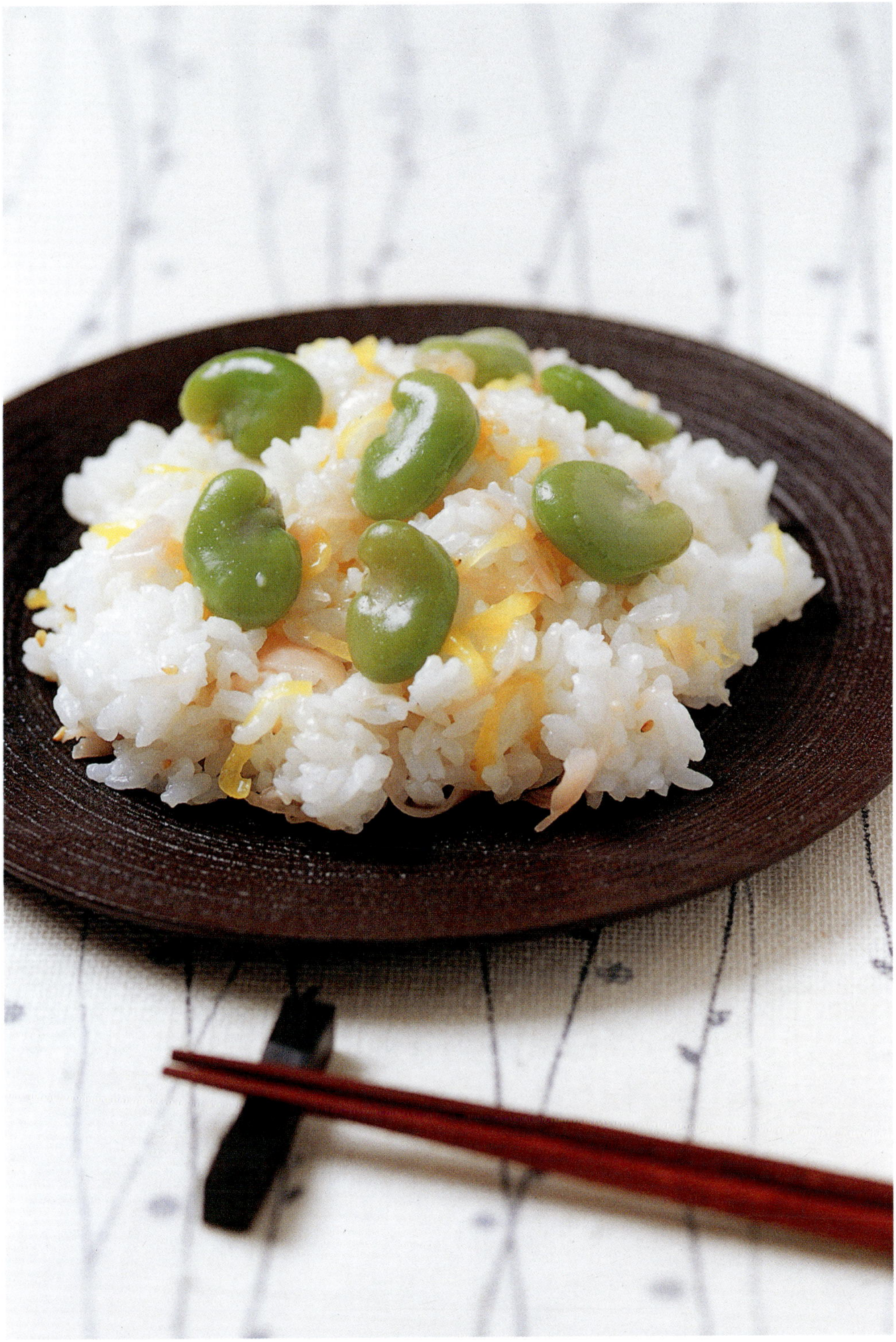

➔酢飯と甘酢しょうがが、食欲をそそります。

➔見た目がきれいなので、気軽なおもてなし料理にもなります。

きゃべついっぱいカツカレー丼

市販ものの組み合わせでボリュームアップ

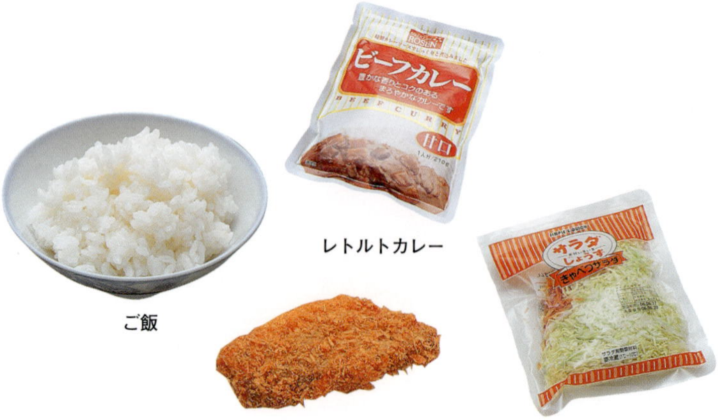

ご飯　レトルトカレー　カツレツ　きゃべつのせん切り

材料（1人分）

ご飯……丼1杯
カツレツ（市販）……1枚
きゃべつのせん切り（市販）……1皿
レトルトカレー（市販）……1パック

つくり方

1 きゃべつのせん切りは軽く水で洗い、カツレツは食べやすい大きさに切る。

2 レトルトカレーは袋ごと湯であたためる。

3 丼にご飯を盛り、きゃべつとカツレツをのせ、カレーをかける。

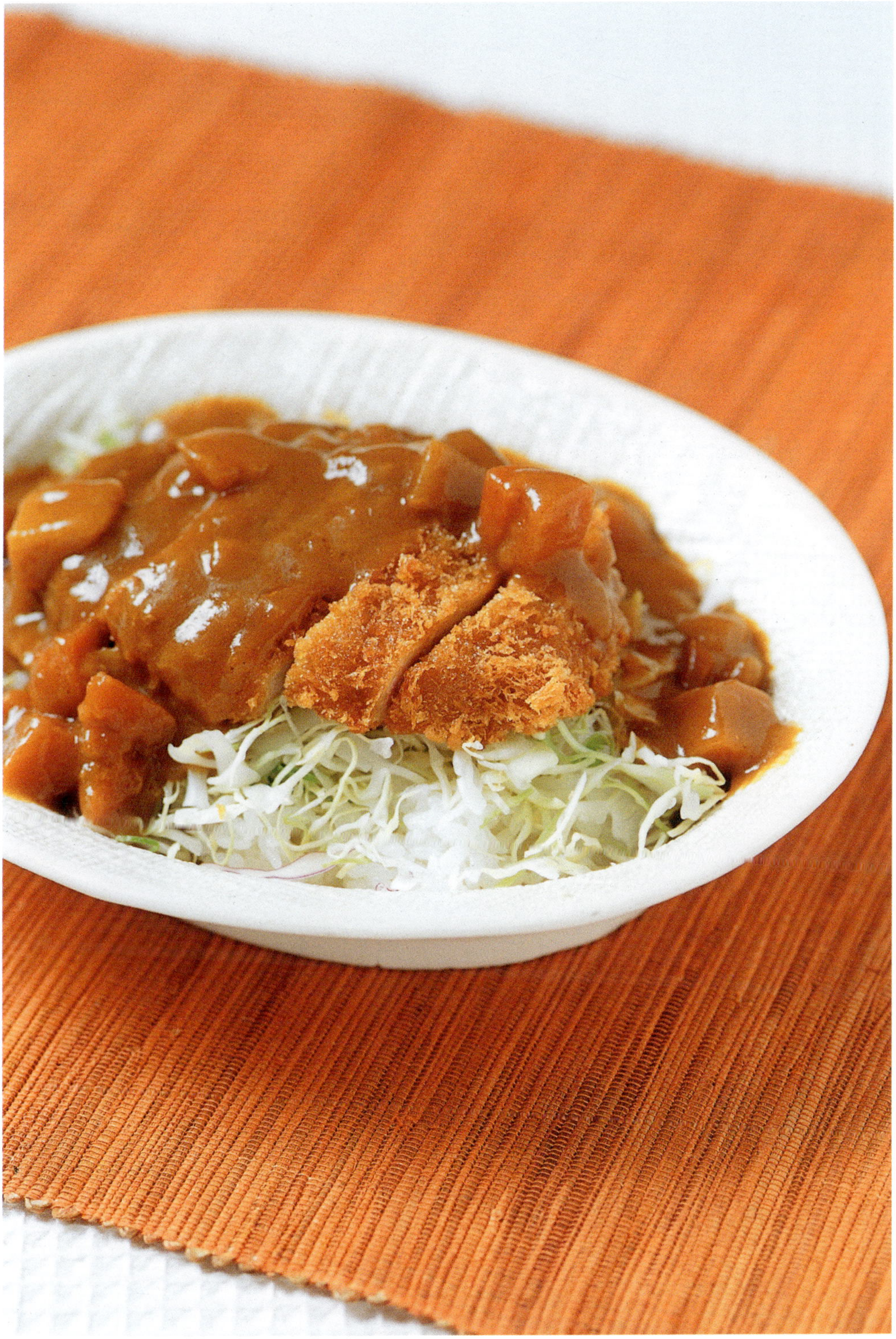

- きゃべつの歯ごたえと甘味で、カレーがさらにおいしくなります。
- エネルギー、たんぱく質、食物繊維が豊富な一品。

ひじき入り豆腐ハンバーグのおろしポン酢かけ

義歯でも大丈夫、大根おろしでさっぱりと食べられます

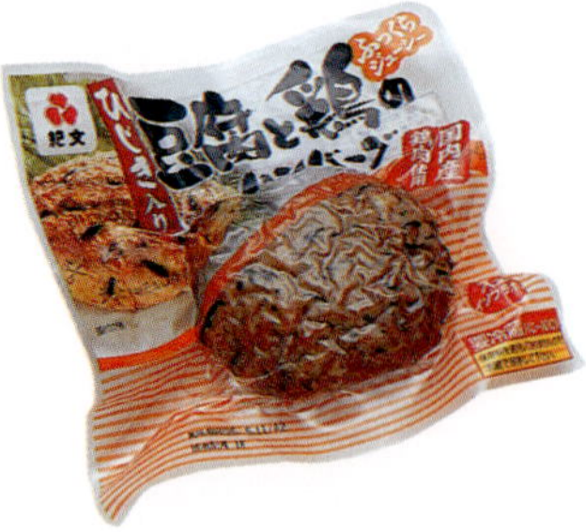

ひじき入り豆腐ハンバーグ

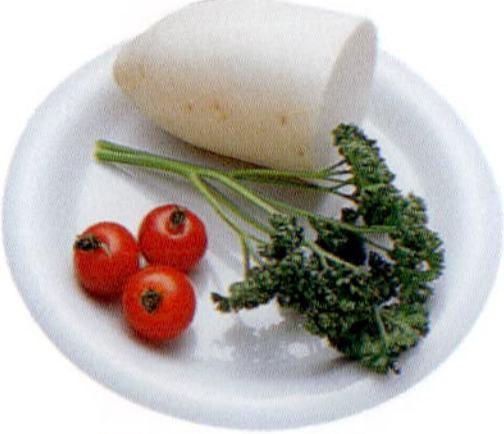

大根、パセリ、ミニトマト

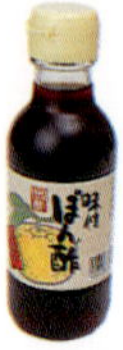

味ぽん酢

材料（1人分）

ひじき入り豆腐ハンバーグ（市販）……1袋
大根……厚さ3cm
味ぽん酢……小さじ1
パセリ……適量
ミニトマト……1～2個

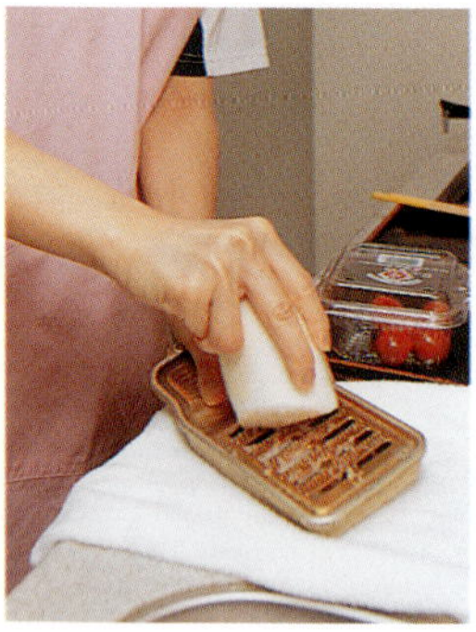

つくり方

1 ひじき入り豆腐ハンバーグを湯で温める。

2 大根をおろし、味ポン酢を混ぜ、1にかける。

3 パセリとミニトマトを飾る。

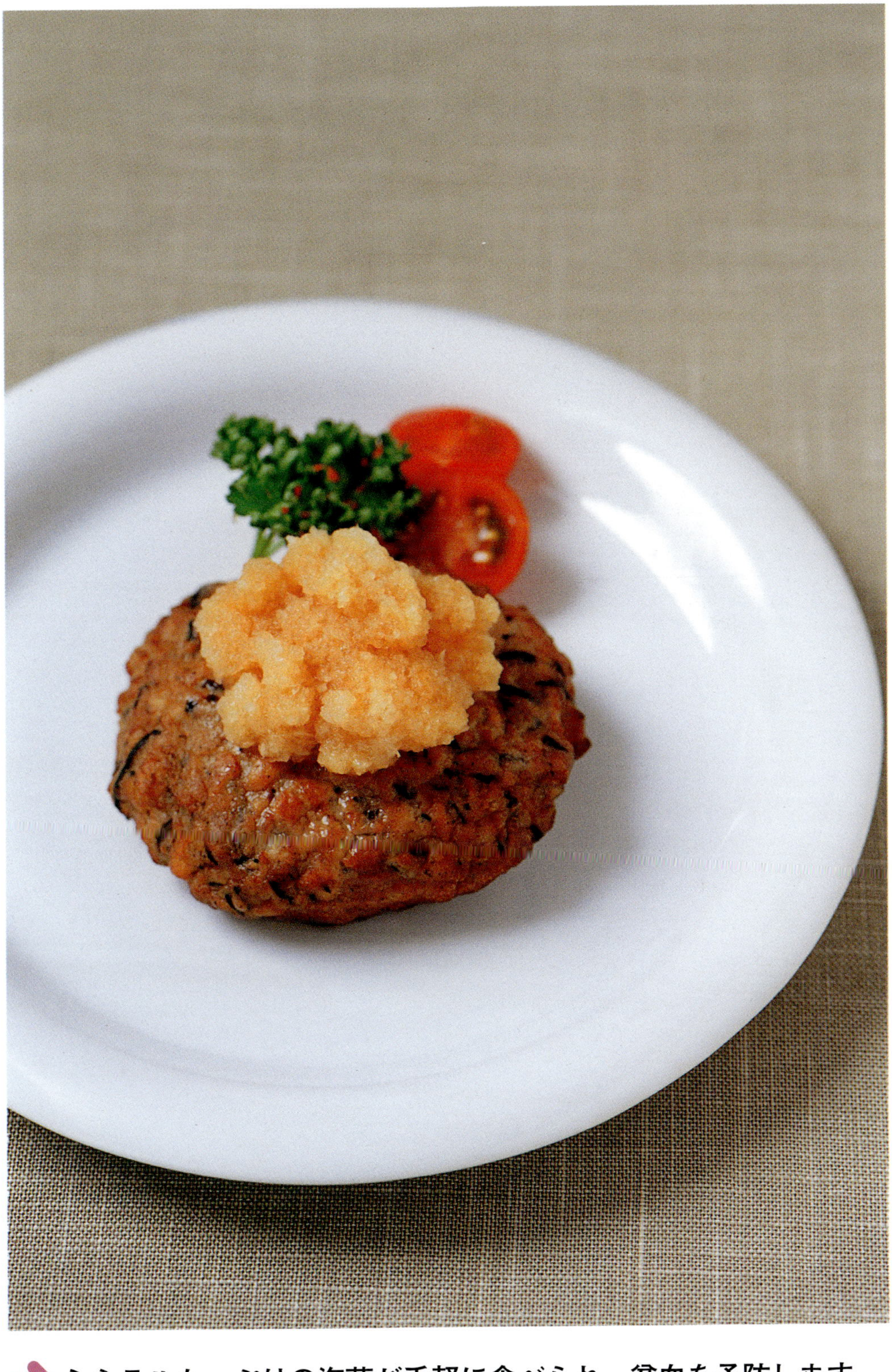

➡ ミネラルたっぷりの海藻が手軽に食べられ、貧血を予防します。
➡ 大根おろしが消化を助けてくれます。

ほうれん草とあなごのごま和え

ボリュームと栄養が豊富な副菜の一品

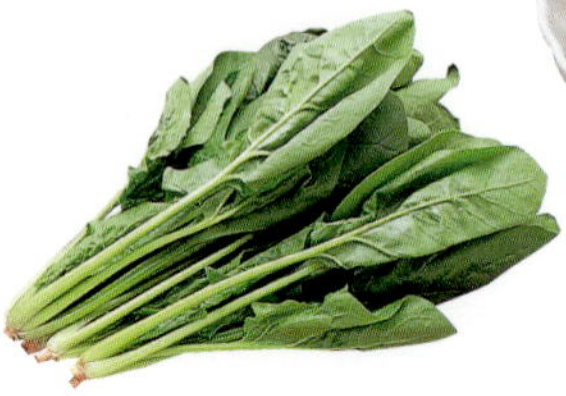
ほうれん草

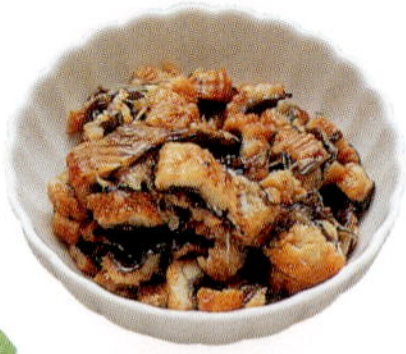
味つけ刻みあなご

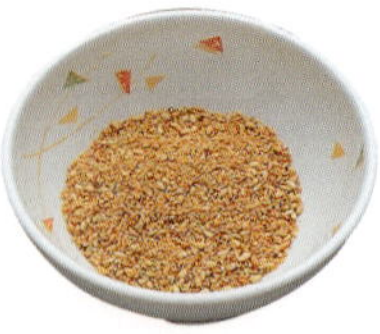
すりごま

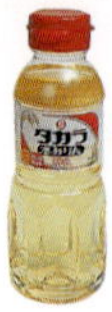
みりん

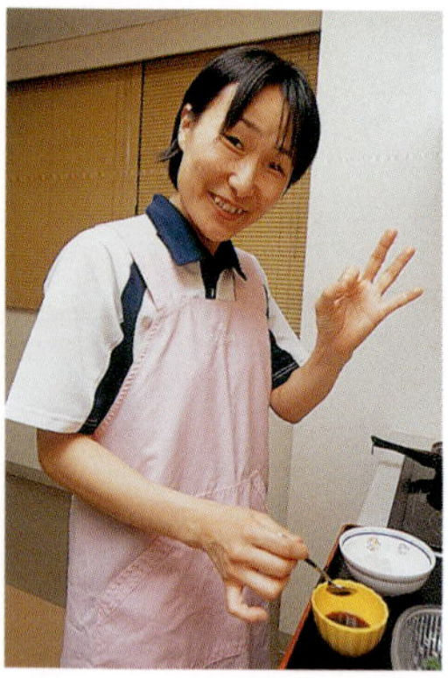

材料（1人分）

ほうれん草……2株
味つけ刻みあなご（市販）
……1カップ
すりごま……小さじ1
しょうゆ……小さじ1弱
みりん……小さじ$\frac{1}{2}$
砂糖……少量

つくり方

1 ほうれん草はゆでて絞り、適当な大きさに切る。

2 1に味つけ刻みあなごを加える。

3 2にすりごま、しょうゆ、みりん、砂糖を加えて和える。

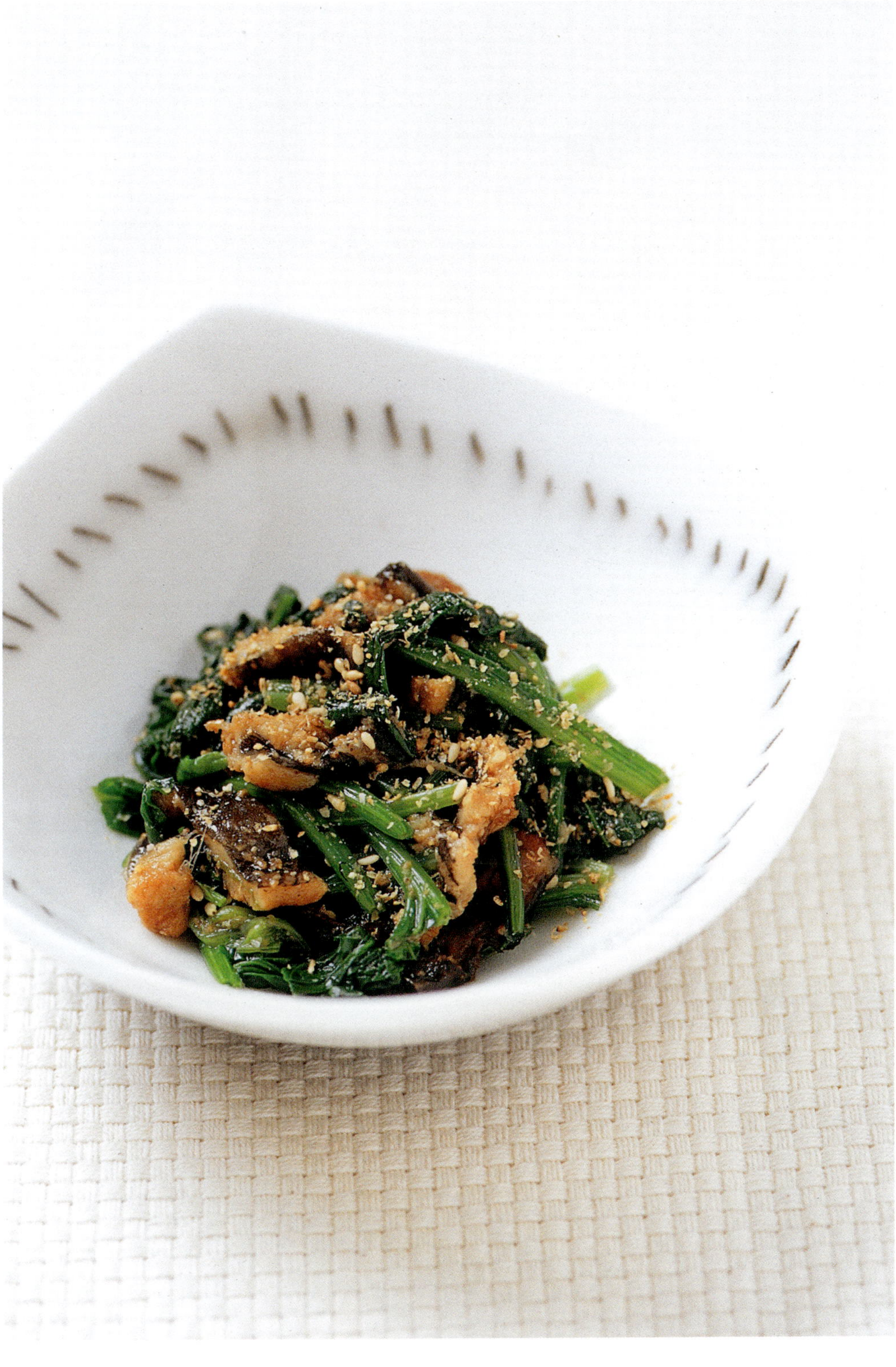

➔ほうれん草のかわりに小松菜や春菊でもよいでしょう。
➔あなごでたんぱく質が補充できます。

お豆入りきゃべつサラダ

**高齢者の好きなお豆が
サラダに大変身！**

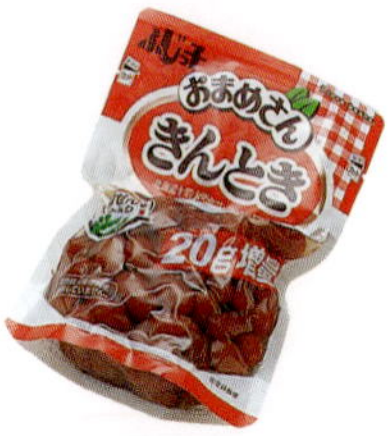

金時煮豆

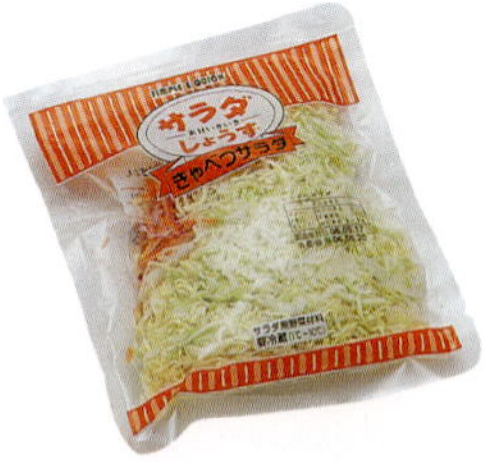

きゃべつのせん切り

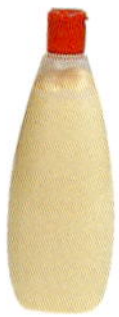
マヨネーズ

材料（1人分）

金時煮豆……1カップ
きゃべつのせん切り……1皿
マヨネーズ……大さじ1

つくり方

1 きゃべつのせん切りはさっとゆでて冷ます。

2 1に金時煮豆を加えて、マヨネーズで和える。

栄養補助食品を使った簡単デザート

高栄養食品アイソカルプディングを使うと、手軽にデザートが楽しめ、栄養を補充することができます。残りものの果物を組み合わせただけで、見た目も楽しげな一品になります。

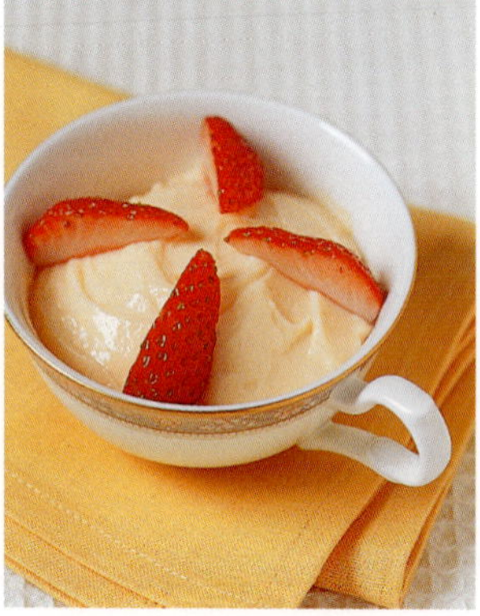

アイソカルプディング……1袋
イチゴ……1個
❶アイソカルプディングを水で溶かす。
❷イチゴを1/4に切って❶に飾る。

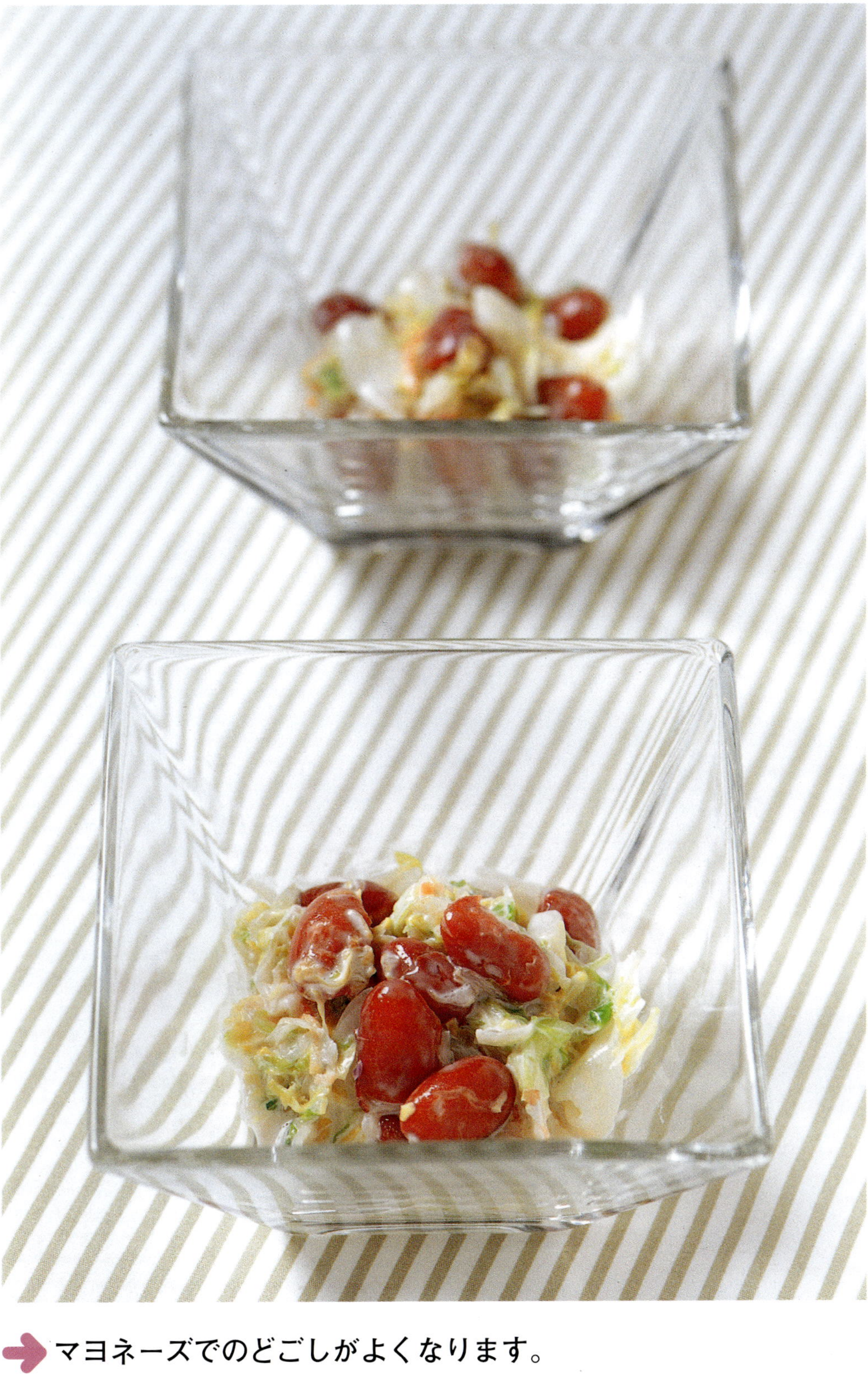

- マヨネーズでのどごしがよくなります。
- 野菜もたんぱく質もたくさんとることができます。

鶏のから揚げの野菜煮

色鮮やかで、栄養満点！
適度なとろみが食べやすい煮ものです

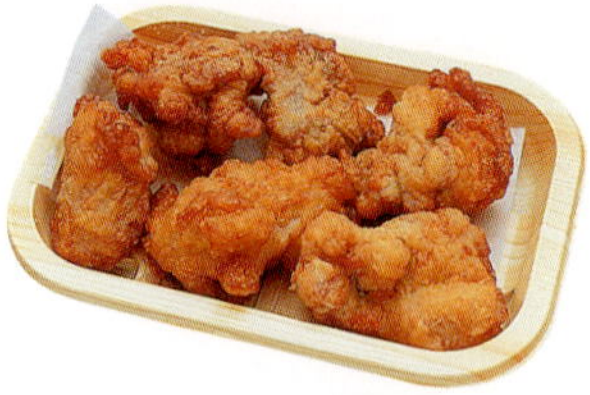

鶏のから揚げ

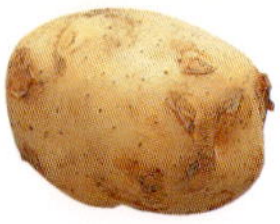

じゃがいも

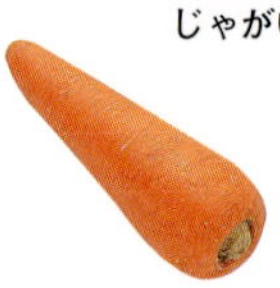

にんじん

材料（2人分）

鶏のから揚げ……6個
じゃがいも……中1個
にんじん……½本
砂糖……適量
しょうゆ……適量

つくり方

1 鍋に一口大に切ったじゃがいも、にんじん、鶏のから揚げを入れ、ひたひたになるくらい水を加えて火にかける。

2 砂糖としょうゆを加えて、味をととのえる。

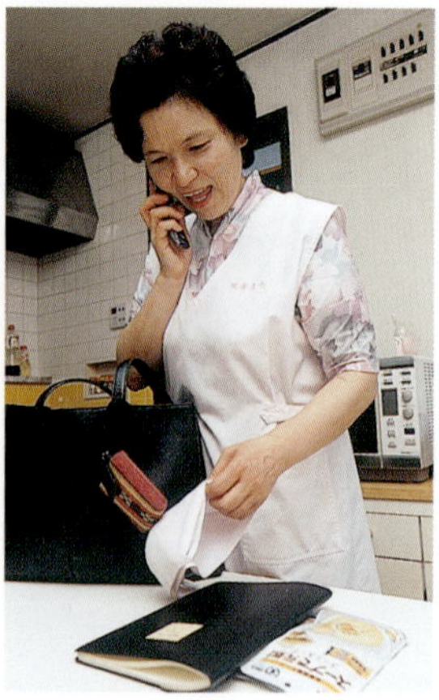

水野三千代さん
（水野システムデザインセンター　管理栄養士）

地域色を豊かに込めて高齢者の嗜好に添った「食」の支援を

居住する群馬県邑楽郡で、フリーランスの管理栄養士をしています。一口に高齢者といっても、地域によって特徴があります。その特徴をよく知って食の支援をすることが、とても大切だと感じています。「ダージリンの会」（地域の栄養士の会）の仲間とともに地域の高齢者の姿を思い浮かべながら、よく食べられる食材、敬遠されがちな食材を組み合わせたメニューを紹介します。

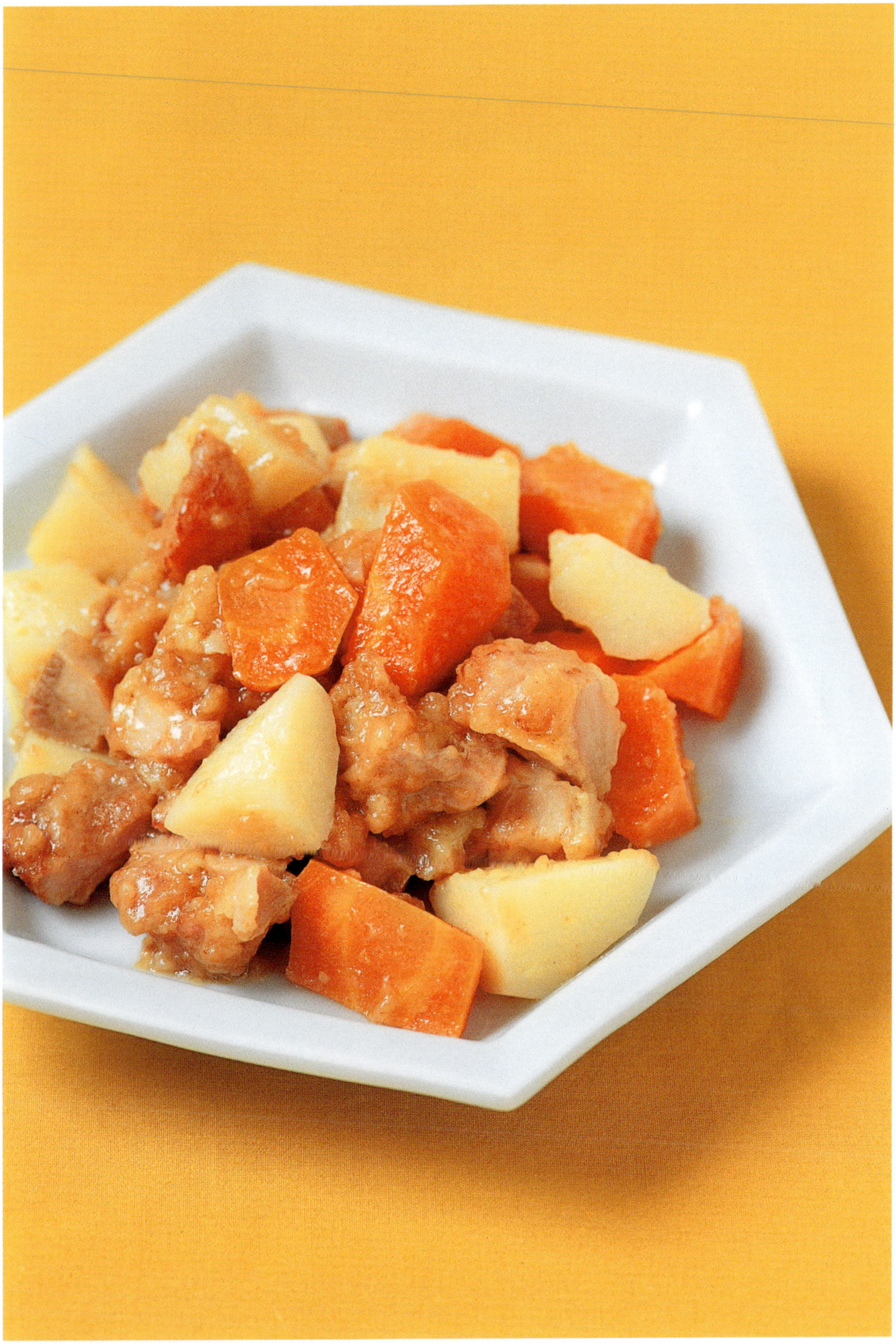

➜鶏のから揚げは、前日の残りものや、市販の惣菜を利用します。
➜じゃがいもとにんじんは、常備しておくと、食材に困りません。

豚肉の紅茶煮

軟らかくて食べやすいお肉が魅力

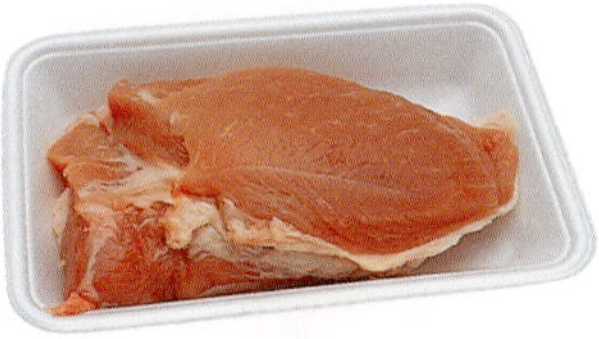
豚肉

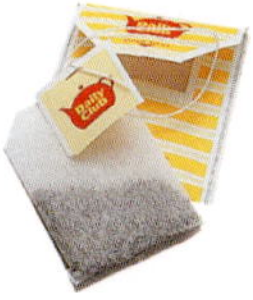
紅茶のティーバック

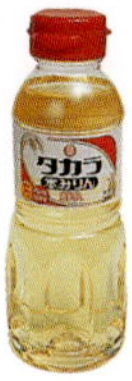

みりん

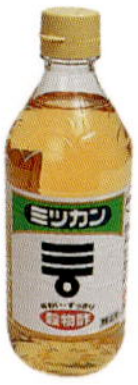

酢

材料（6回分）

豚肉の塊（もも、肩）
……300g
紅茶のティーバック
……1袋
漬け汁
しょうゆ……1/2カップ
酒……1/4カップ
酢……1/4カップ
みりん……1/8カップ

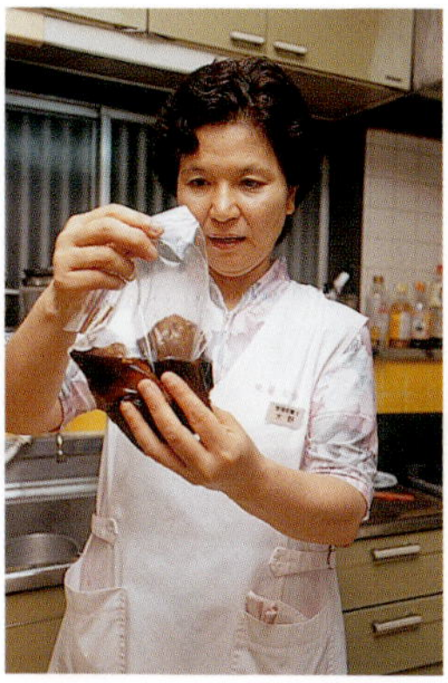

つくり方

1 鍋に湯を沸かし、紅茶のティーバックを入れて煮出す。

2 豚肉を塊ごと入れ、約40分煮る。

3 2が熱いうちに漬け汁に漬け込む。ビニール袋で手もみすると早く漬かる。

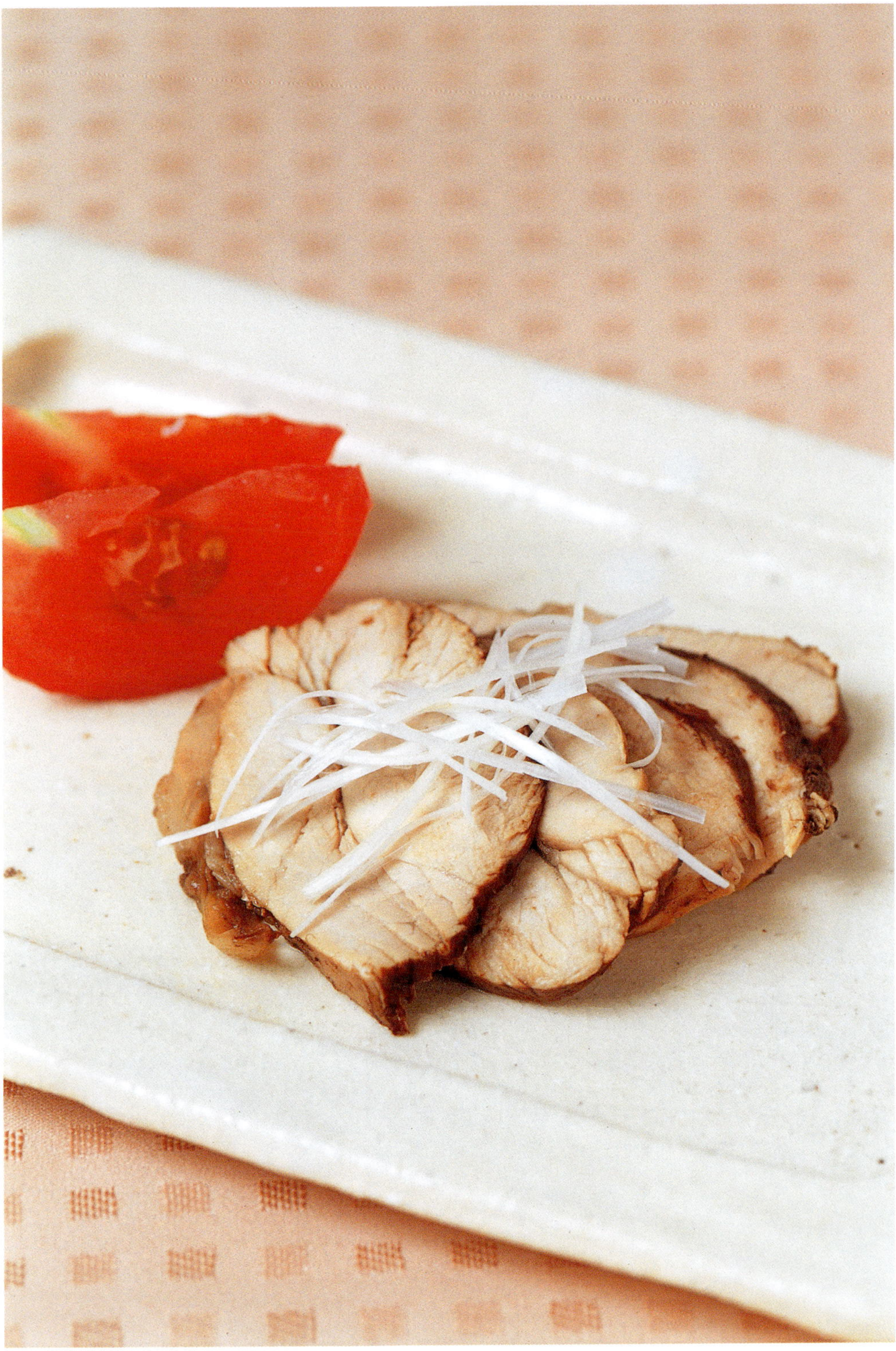

➔紅茶のかわりにほうじ茶でもきれいな茶色に色づきます。
➔極薄切りにすることで、阻しゃく力が落ちた方でも食べられます。

高野豆腐の卵とじ

雨の日でも大丈夫、
買い置きの乾物でつくれます

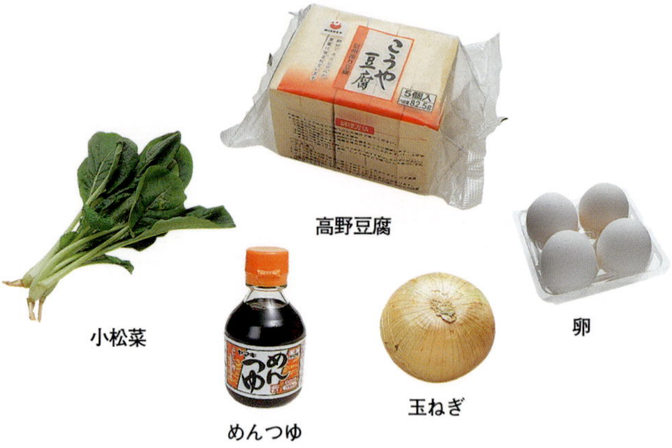

材料（2人分）

高野豆腐……中1枚
小松菜……2株
卵……2個
玉ねぎ……1個
めんつゆ（濃縮タイプ）……1/4カップ

つくり方

1. 高野豆腐は水でもどし、水気を切って薄切りにする。玉ねぎは薄切り、小松菜は1cmの長さに切る。
2. 鍋にめんつゆと水1と1/2カップを入れ、1を加えて煮る。
3. 材料に火が通ったら、卵を割りほぐして、まわし入れる。

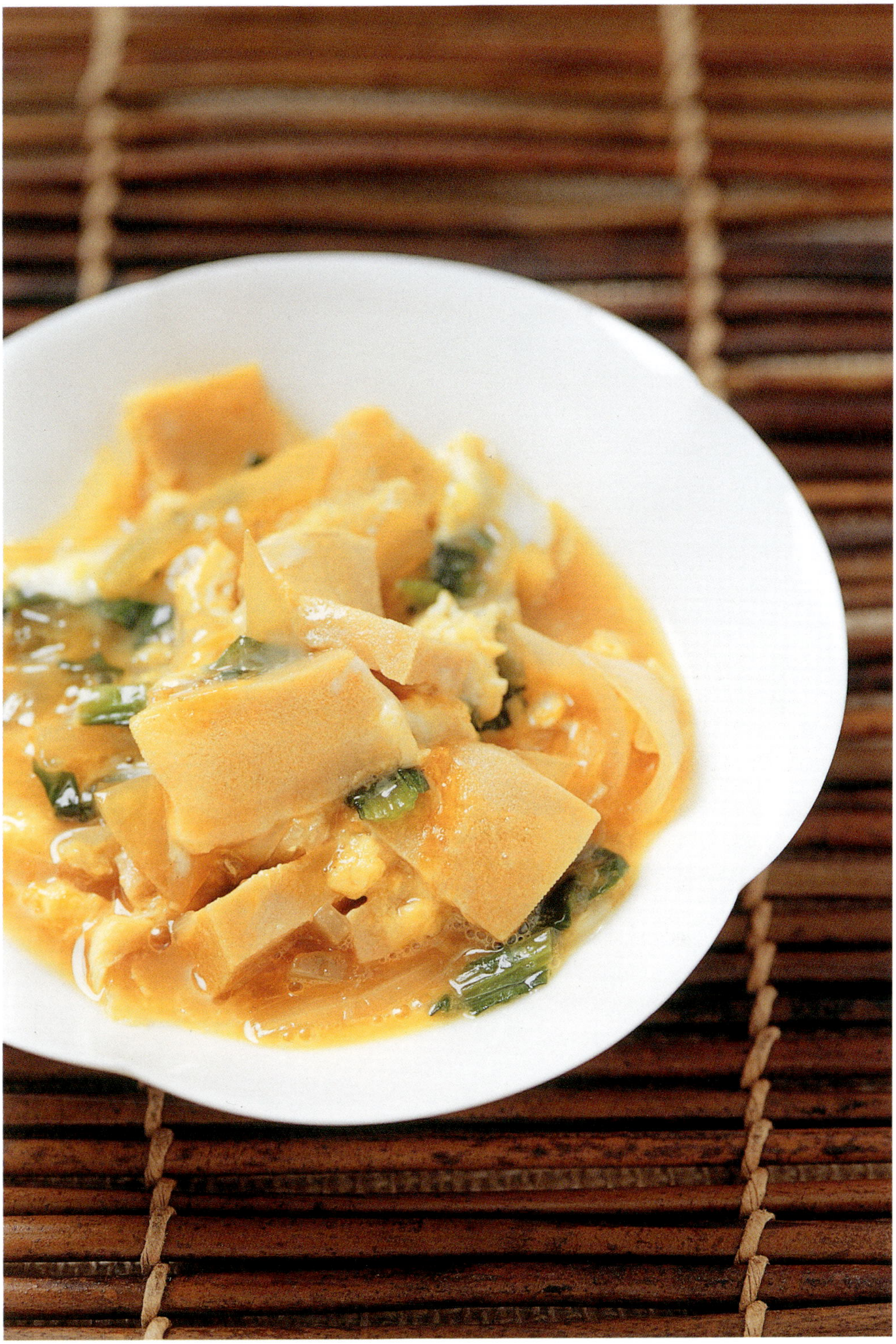

➡ 高野豆腐は保存がきくたんぱく源。常備しておくと便利です。

➡ 小松菜はなくても大丈夫です。

白菜のクリームシチュー

意外においしい、
白菜の洋風料理

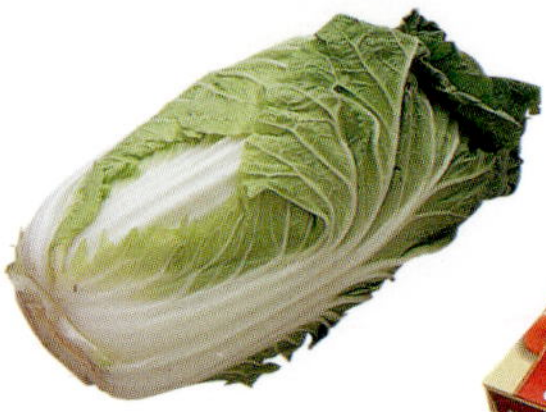
白菜

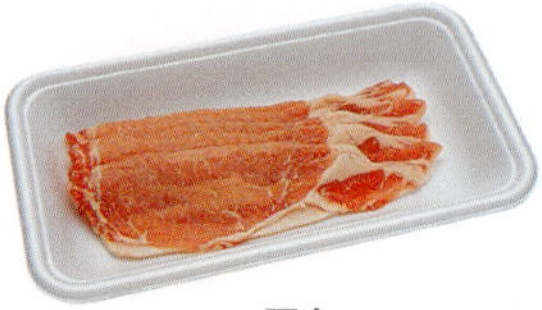
豚肉

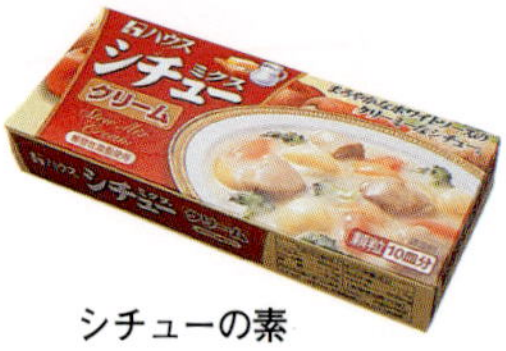

シチューの素

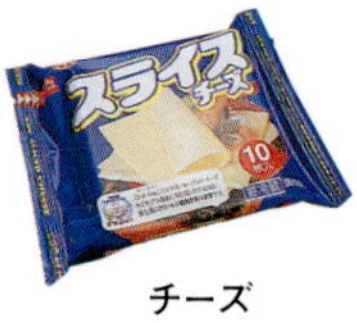

チーズ

材料（2人分）

白菜の葉……大4枚
豚肉（薄切り）……300g
シチューの素（顆粒）
……大さじ2弱
チーズ（スライス）
……3枚

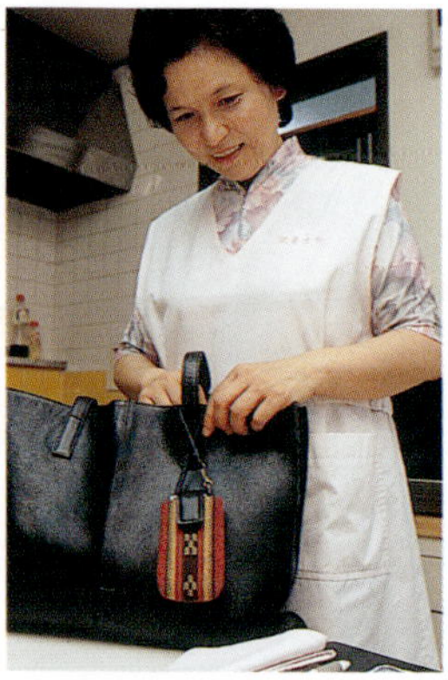

つくり方

1 なべに水1 ½カップを入れ、2cm幅に切った豚肉と白菜を加えて煮る。

2 材料に火が通ったらシチューの素を入れ、細かく切ったチーズを加えて、ひと煮立ちさせる。

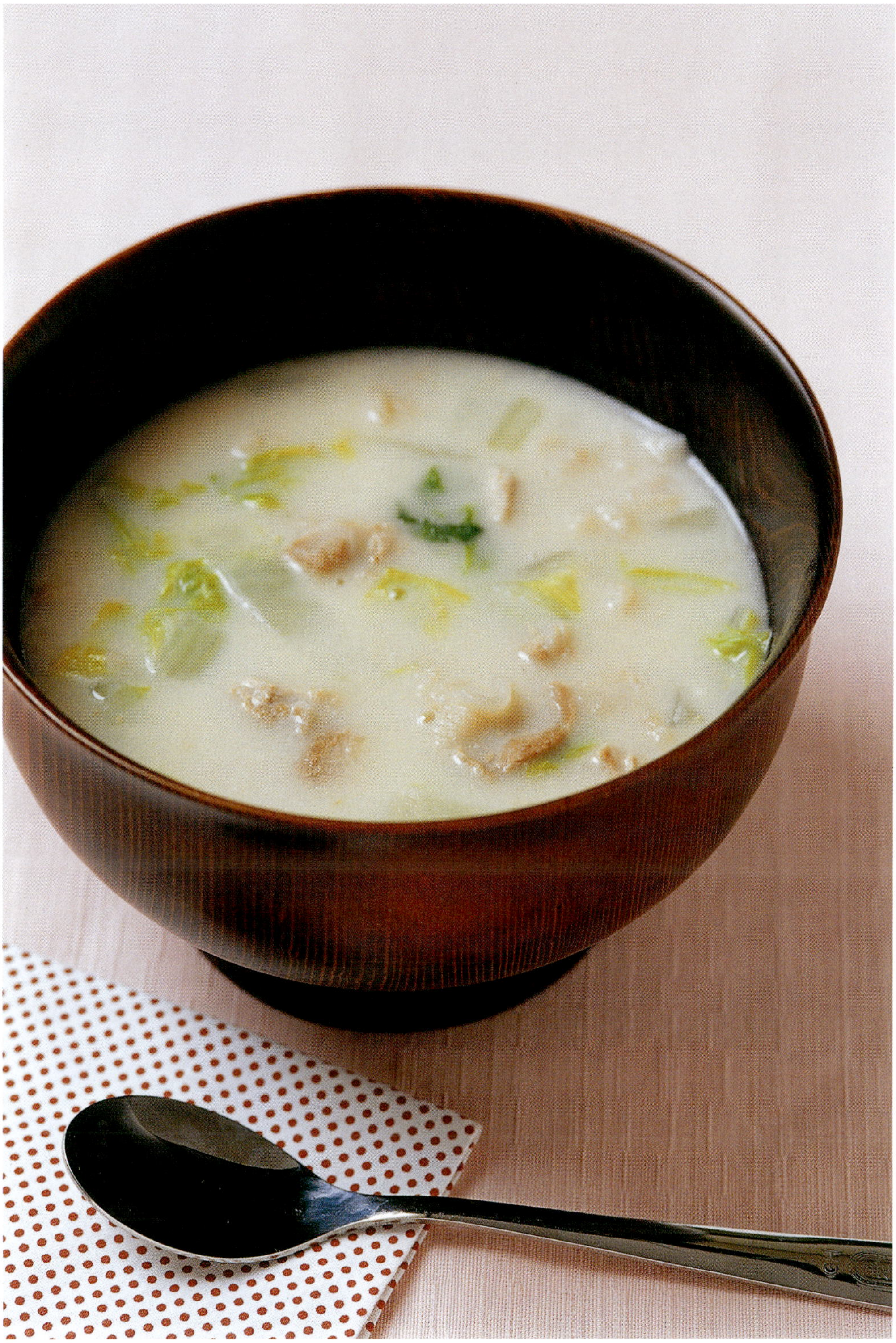

➔白菜は漬け物ばかりでなく、たまには洋風にして味わいましょう。
➔でてきたアクは取り除いたほうが、味はよくなります。

かぼちゃのいとこ煮

調味料を使わなくても、
これだけのおいしさ！

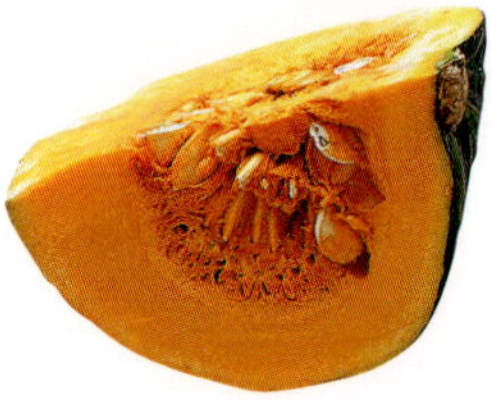

かぼちゃ

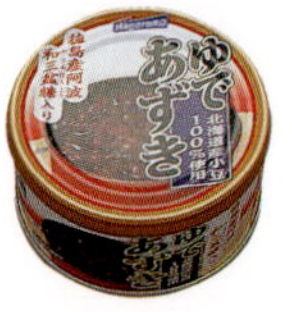

ゆで小豆缶

材料（2人分）

かぼちゃ……小$\frac{1}{4}$個
ゆで小豆缶（つぶあん）……小1缶

つくり方

1 かぼちゃは一口大に切り、ひたひたの水で、水気が少なくなるまで煮る。

2 1にゆで小豆を加えて、ひと煮する。

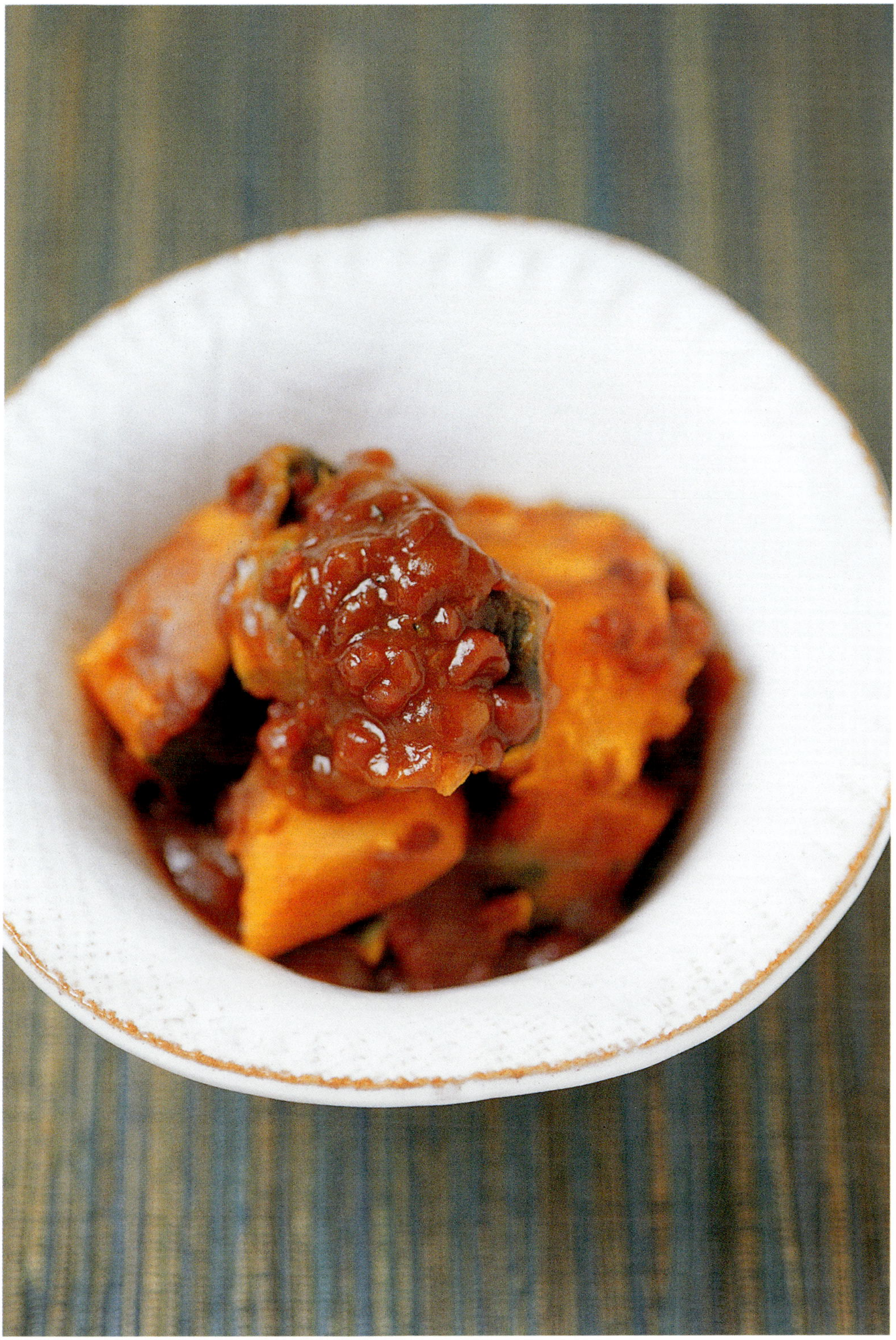

➔ かぼちゃも小豆も食物繊維が豊富です。

➔ ほくほくとした、昔なつかしい甘さの煮ものです。

はんぺんときゅうりの酢のもの

さっぱりと食べられる、
お手軽な酢のもの

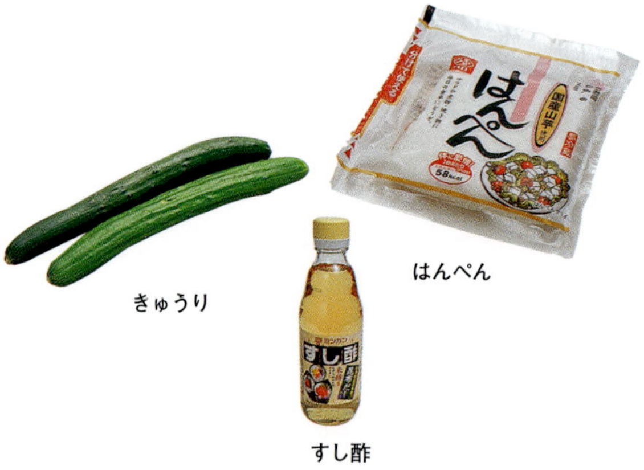

材料（2人分）

はんぺん……中1枚
きゅうり……1本
すし酢……大さじ2

つくり方

1 はんぺんは2cm幅の薄切りにする。

2 きゅうりは小口切りにする。

3 はんぺんときゅうりをすし酢で和える。

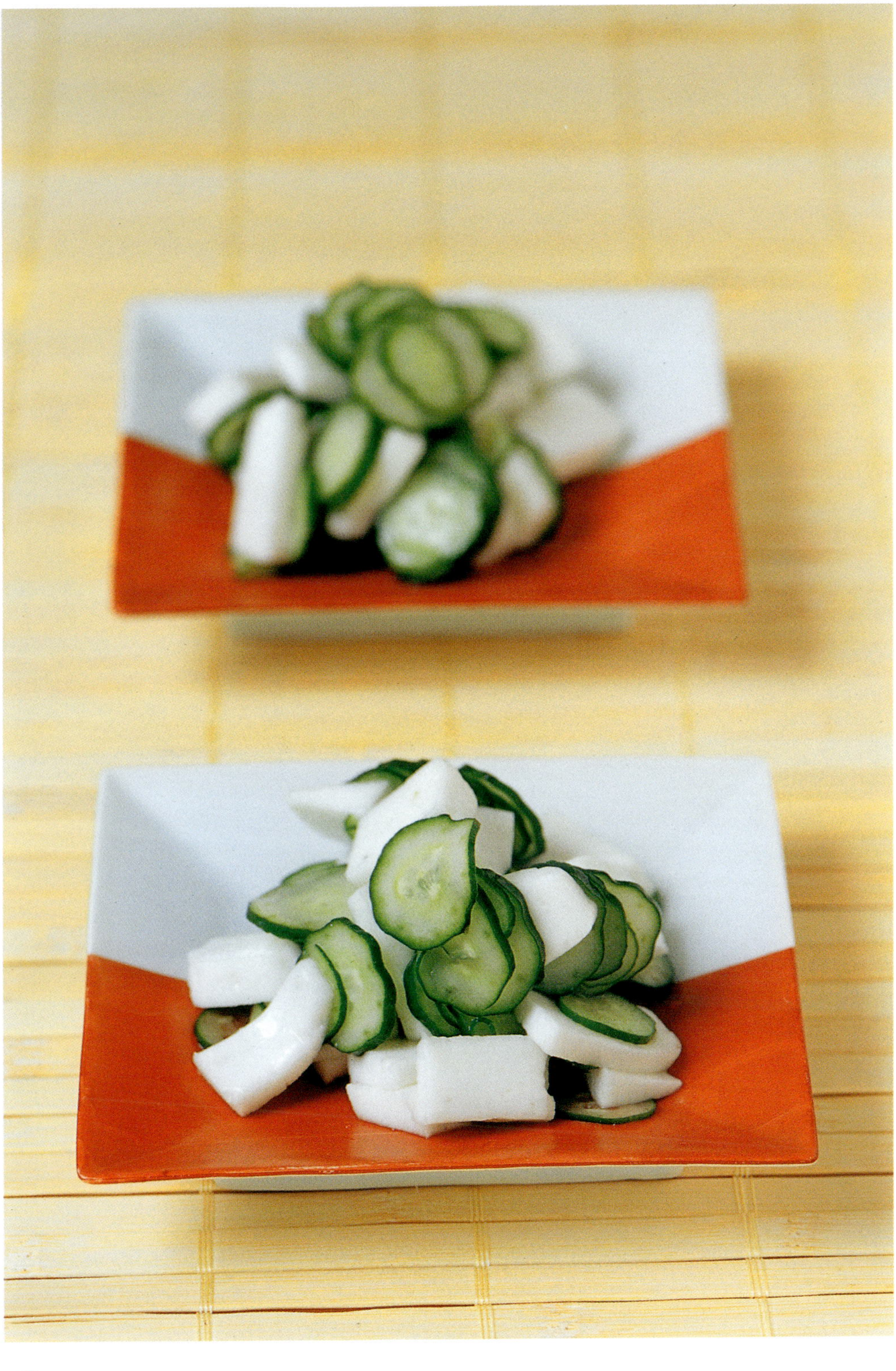

➔ 和えてから10分以上おくと、きゅうりがしんなりしてきます。

➔ はんぺんのかわりに好きな具でもよいでしょう。

巣ごもり卵

小鳥のさえずりが
聞こえてきそうな卵の料理

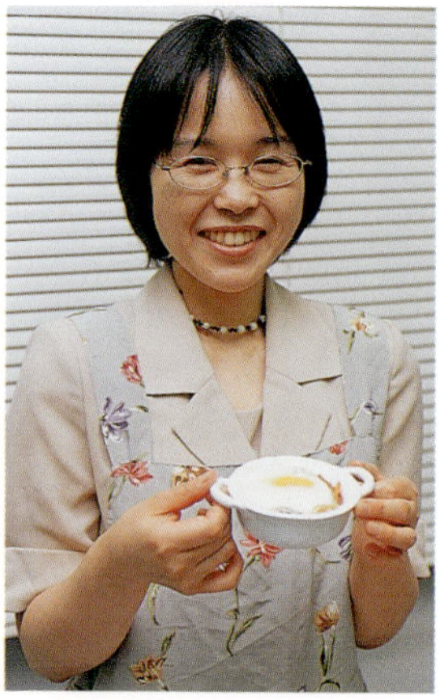

宮本啓子さん
（管理栄養士）

欠食しがちな朝ご飯を、手軽に楽しく

ついつい面倒で、食べなかったり、いいかげんに済ませてしまう朝食。高齢者のなかにも、朝食の欠食が見られます。電子レンジだけでできる、栄養豊富で楽しいメニューを紹介しましょう。朝食がもっと楽しく、手軽に食べられます。もちろん、昼食や夕食にも利用してください。

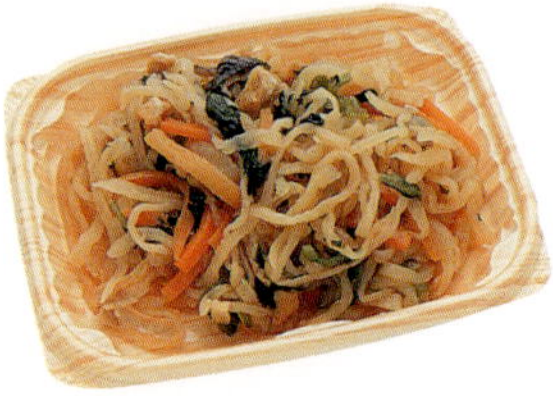

切り干し大根の煮物

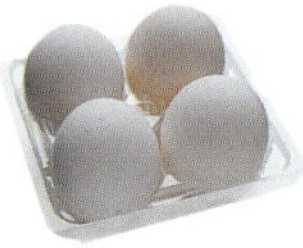

卵

材料（1人分）

切り干し大根の煮物（市販）
……½パック
卵……1個

つくり方

1. 切り干し大根の煮物を器に入れ、真ん中をくぼませる。
2. 真ん中のくぼみに卵を割り入れ、破裂予防のため、つまようじなどで卵黄に2、3カ所、穴をあける。
3. 電子レンジで約1分30秒加熱する。

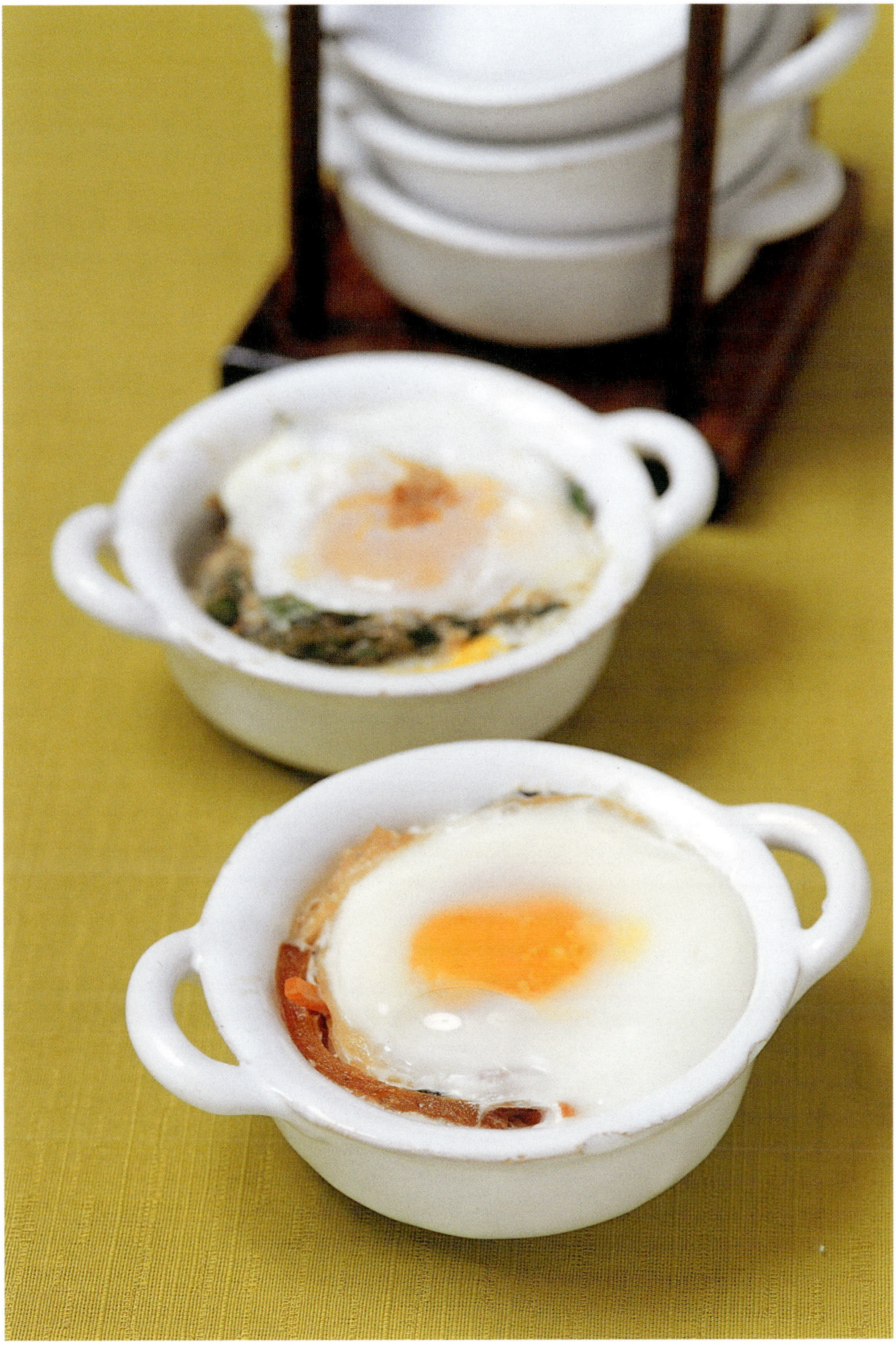

➔煮物の種類や量によって、加熱時間を調整してください。

➔ひじきの煮物や野菜のおひたしでもおいしくできます。

パンプディング

プリンの甘い香りが食欲をそそります

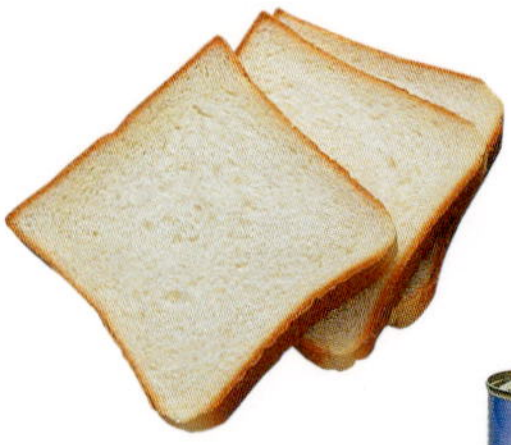
食パン

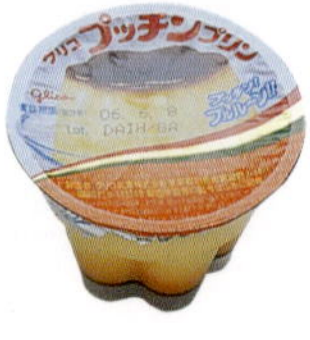

プリン

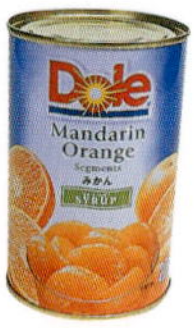

フルーツ缶

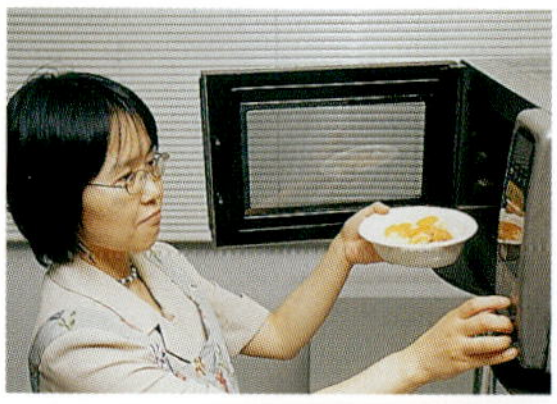

材料(1人分)

食パン……8枚切り1枚
プリン(市販)……1個
フルーツ缶または生果物
……適量

つくり方

1 パンは、耳を取り一口大に切る。

2 フルーツ缶は汁気を切り、食べやすい大きさに切る。

3 電子レンジに使用できる器に、パンを入れ、プリンをのせて、全体にかかるようにする。

4 3の上に2をのせ、レンジで1分30秒加熱する。

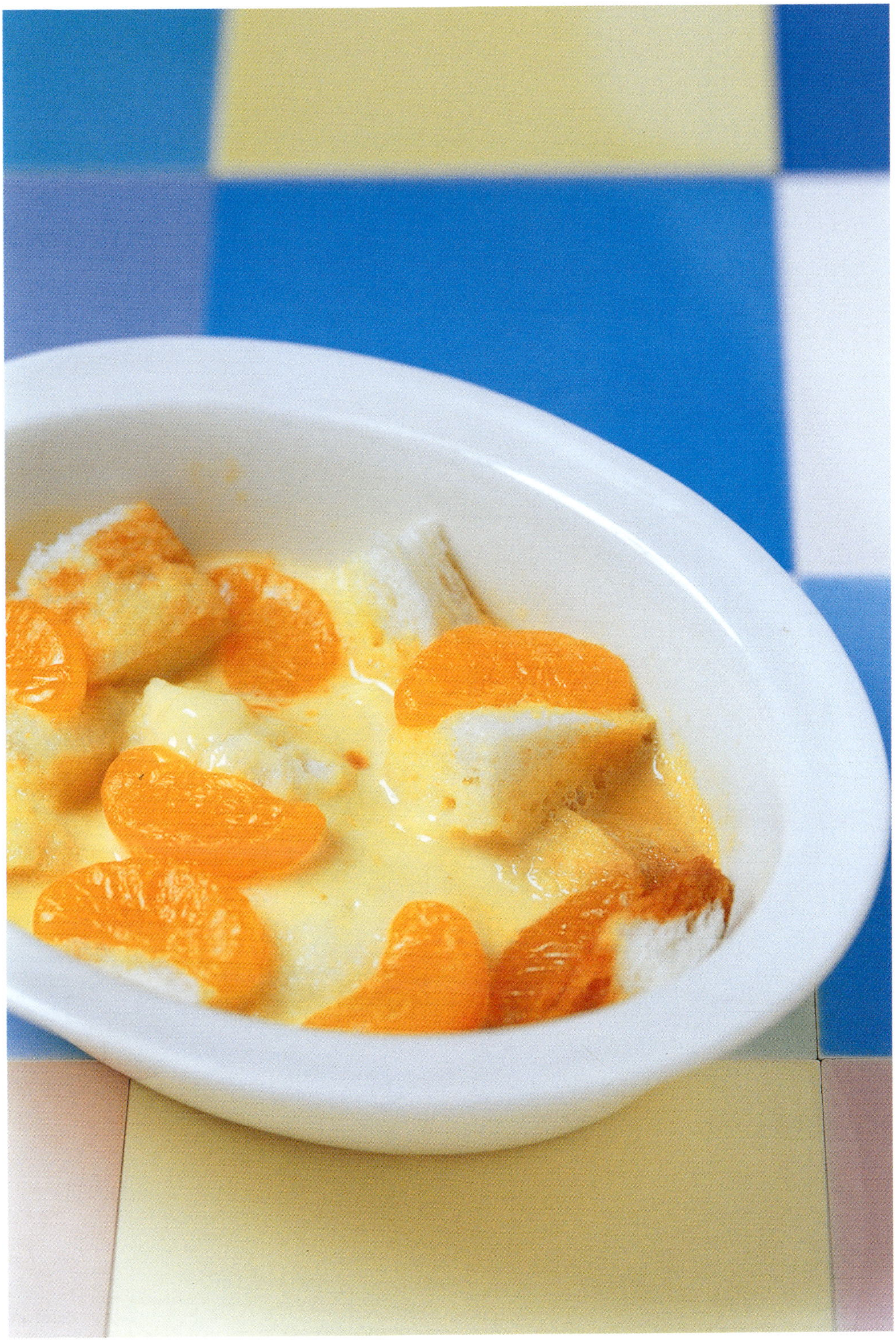

➔プリンはプッチンプリンなど、卵が少ないものが向いています。

➔おやつにもむいています。

中華風雑炊

ホタテのだしが効いた、
ほっとする温かさ

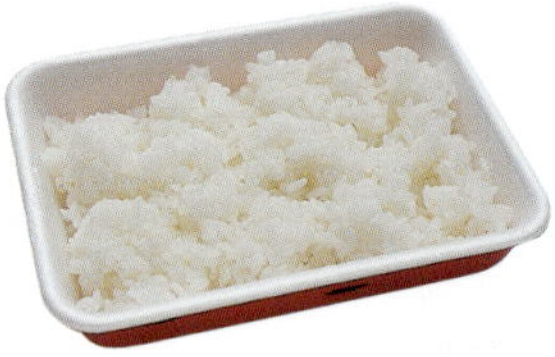

ご飯

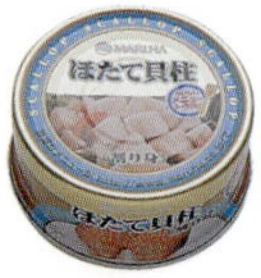

ホタテ貝柱フレーク缶

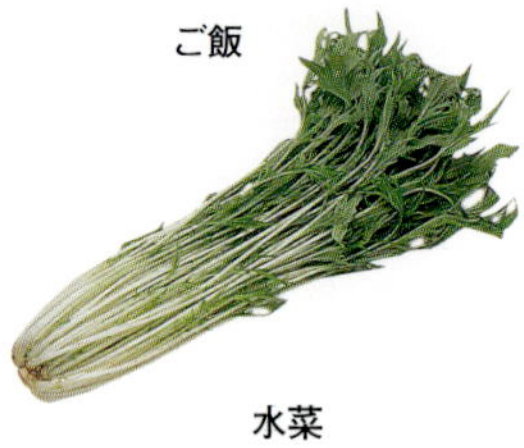

水菜

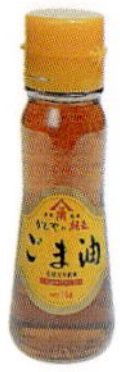

ごま油

材料（1人分）

ご飯……1杯分
ホタテ貝柱フレーク缶……小1個
水菜……適量
ごま油……小さじ1
塩、こしょう……少々

つくり方

1. 冷やご飯を大きめの器に入れてほぐす（冷凍ご飯の場合は、レンジで1分温め、ほぐす）。
2. 1の上に1〜2cmの長さに切った水菜をのせ、ホタテ貝柱フレークを缶汁ごと加える。
3. 2に水$\frac{2}{3}$カップ、塩、こしょう、ごま油を入れ、ざっと混ぜる。
4. ラップかレンジふたをして、電子レンジで10分加熱する。

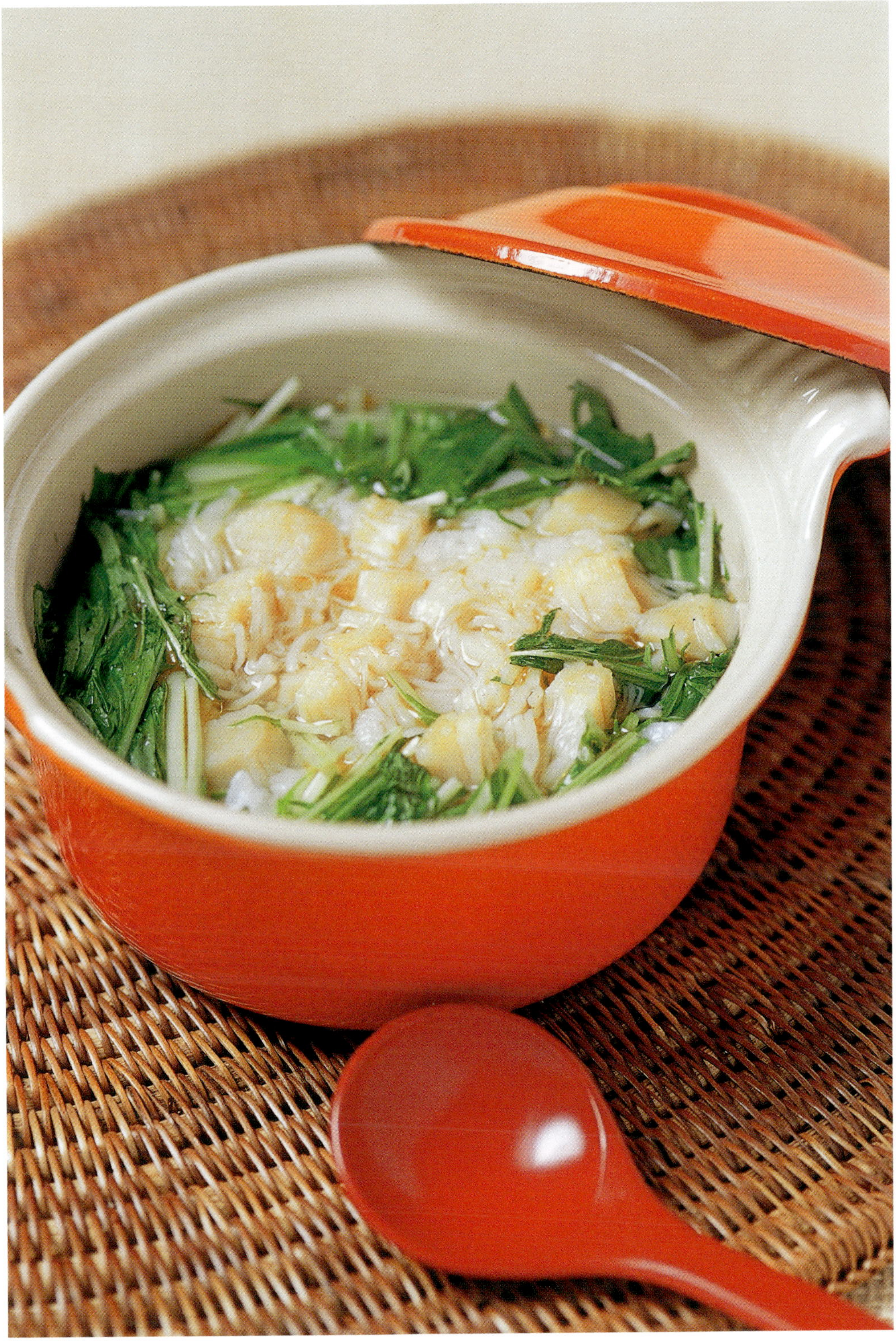

➔電子レンジから取り出すときは、熱いので、注意してください。
➔水菜のかわりに小松菜、チンゲン菜などでもおいしいです。

ゆで野菜とウインナーの いろいろソース

火を使わなくても、こんなにおいしい野菜料理

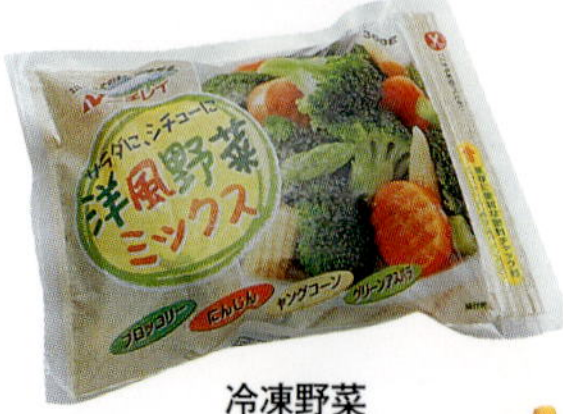

冷凍野菜

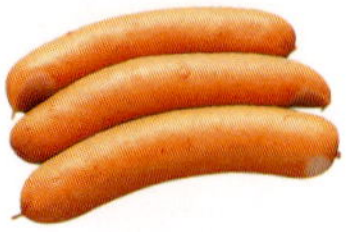

ウインナー

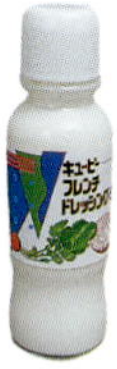

ドレッシング

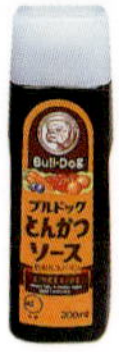

ソース

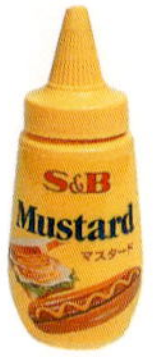

マスタード

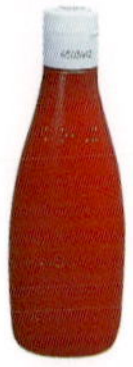

ケチャップ

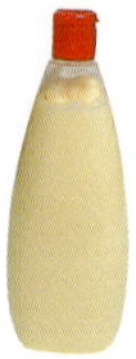

マヨネーズ

材料（1人分）

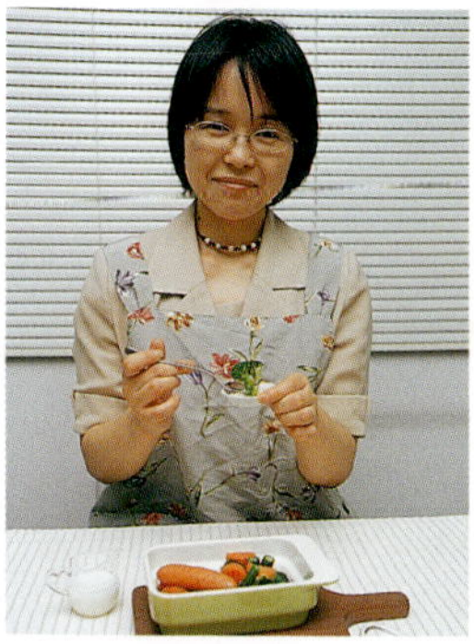

冷凍野菜（いんげん、ブロッコリー、輪切りにんじん、など）……片手1杯
ウインナー……3本
好みのソース……適量

つくり方

1 野菜を電子レンジで使える器に入れ、レンジで2分30秒加熱する。

2 ウインナーは切り込みを入れて深めの器に入れ、かぶる程度の水を加えてレンジで2分加熱する。

3 マヨネーズ、ケチャップ、マスタード、しょうゆマヨネーズ、ドレッシングなどお好みのソースを添える。

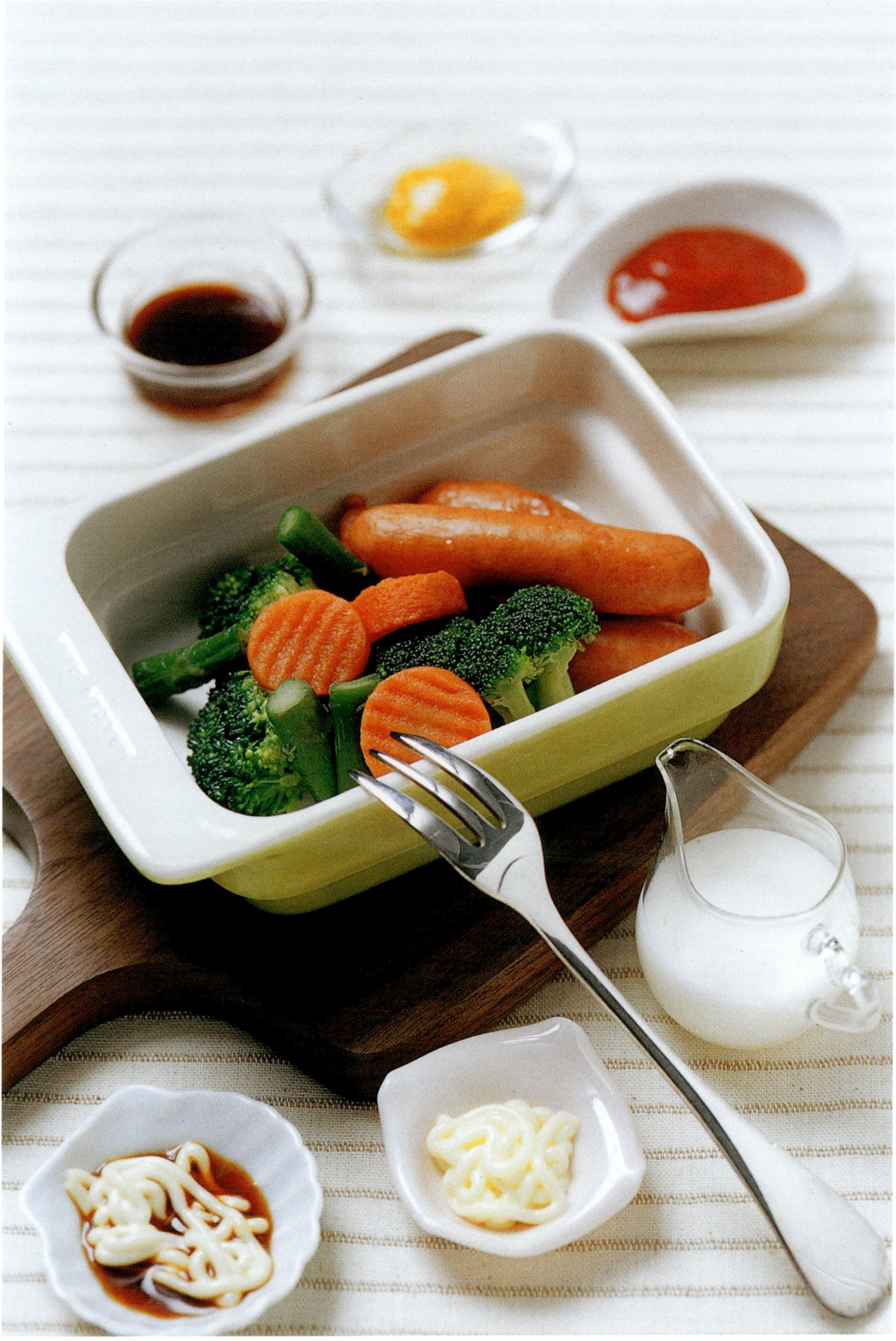

➔好みのソースでいろいろな味が楽しめます。

➔たんぱく質も野菜も、たくさんとることができます。

かぼちゃサラダ

**ビニール袋1枚で、
あっという間にできあがり**

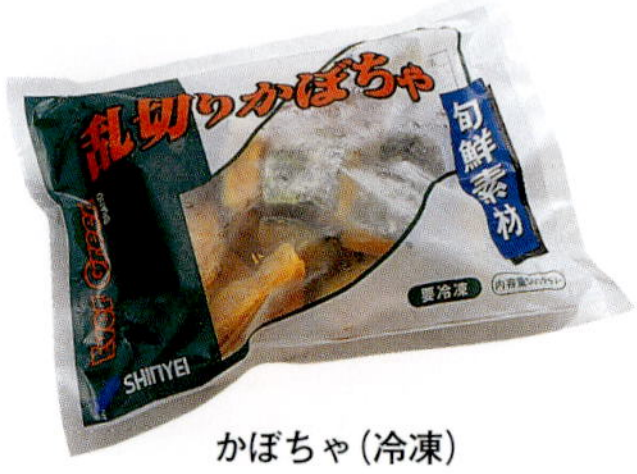

かぼちゃ（冷凍）

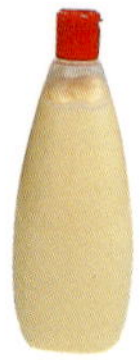
マヨネーズ

材料（1人分）

かぼちゃ（冷凍）……3切れ
マヨネーズ
……大さじ1〜$1\frac{1}{2}$
塩、こしょう……少々

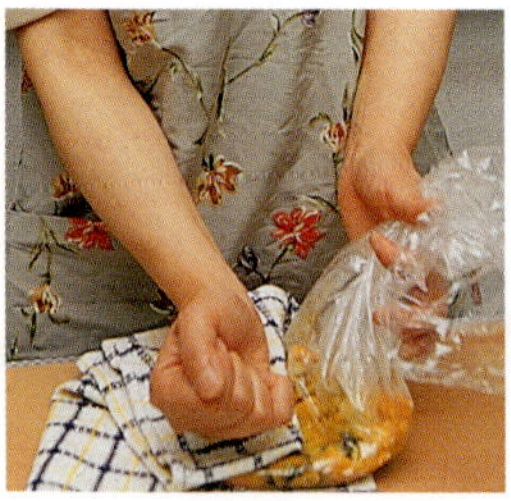

つくり方

1 かぼちゃは電子レンジで使えるビニール袋に入れ、重ならないように平らにして電子レンジで2分30秒加熱する。

2 かぼちゃが入ったままのビニール袋をふきんでくるみ、たたいて、かぼちゃをつぶす。

3 ビニール袋に塩、こしょう少々とマヨネーズを入れ、かぼちゃを和える。

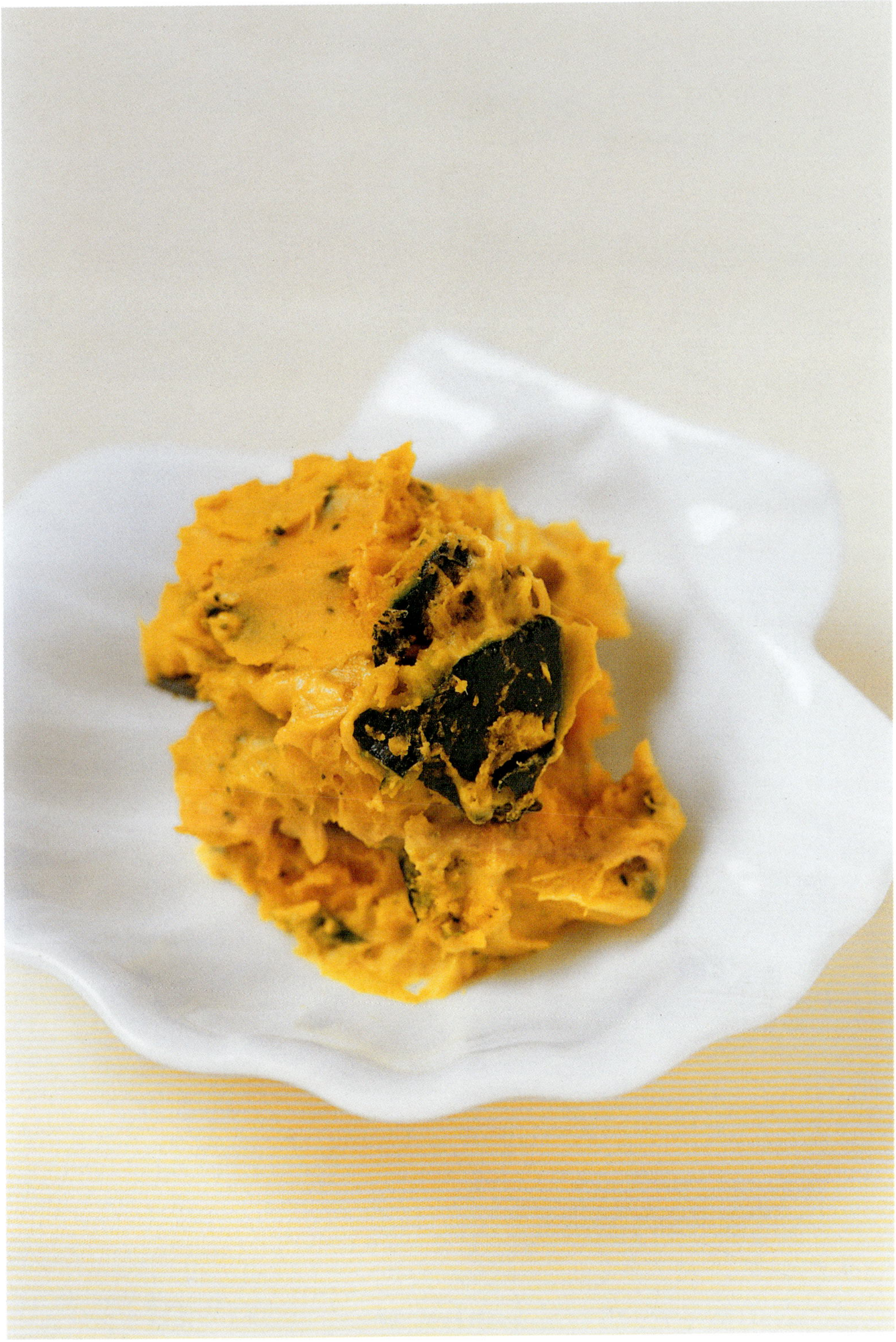

➔ かぼちゃは、食物繊維が豊富で、便秘を予防します。

➔ かぼちゃをつぶしたら、器に移し替えてから和えてもよいでしょう。

味つけ肉団子の酢豚風

鮮やかな彩りと酸味が、食欲をそそります

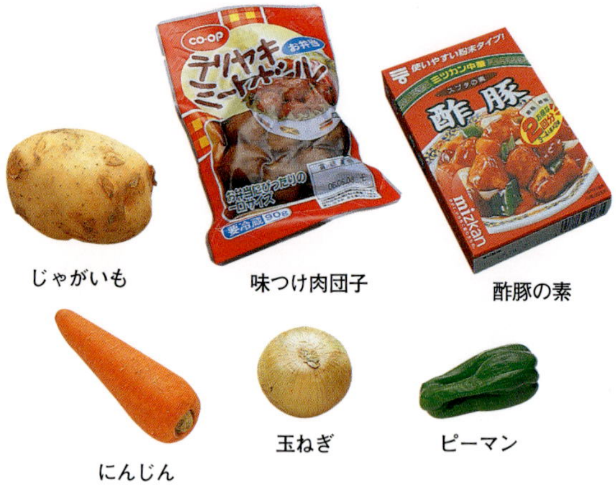

材料（1人分）

味つけ肉団子（レトルト）……½袋
（残りもののから揚げでもよい）
にんじん……適量
じゃがいも……½～1個
玉ねぎ……適量
ピーマン……½個
酢豚の素（市販）……1人分

つくり方

1. にんじん、じゃがいも、玉ねぎ、ピーマンは一口大に切り、電子レンジで軟らかくなるまで加熱する。
2. 味つけ肉団子と1の野菜を合わせ、酢豚の素をからめる。

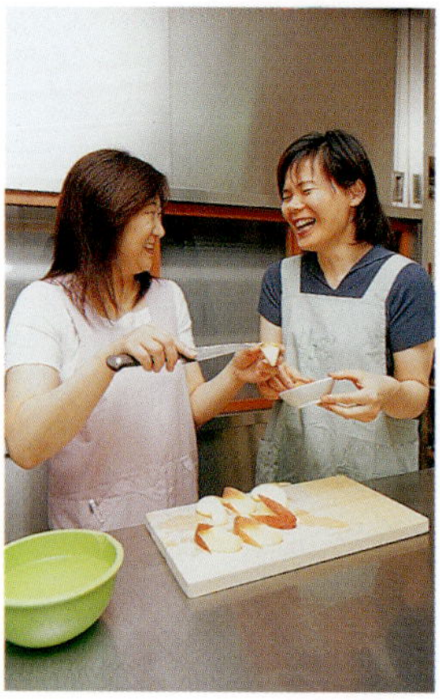

室井弘子さん　高橋加代子さん
（竹田綜合病院　管理栄養士）

「食」を通じて、生きる意欲と喜びを

私たちは、「食」と「栄養ケア」の2つのサービスを通じて、患者さんのQOL（生活の質）の向上をめざしています。「食べること」は五感を刺激し、生きる意欲や喜びに直接つながるものですから、一人ひとりに合わせた、きめ細かなサービスが大事なのです。「食」は見た目も大切です。手軽においしくつくれて、見た目もきれいなメニューを紹介しましょう。

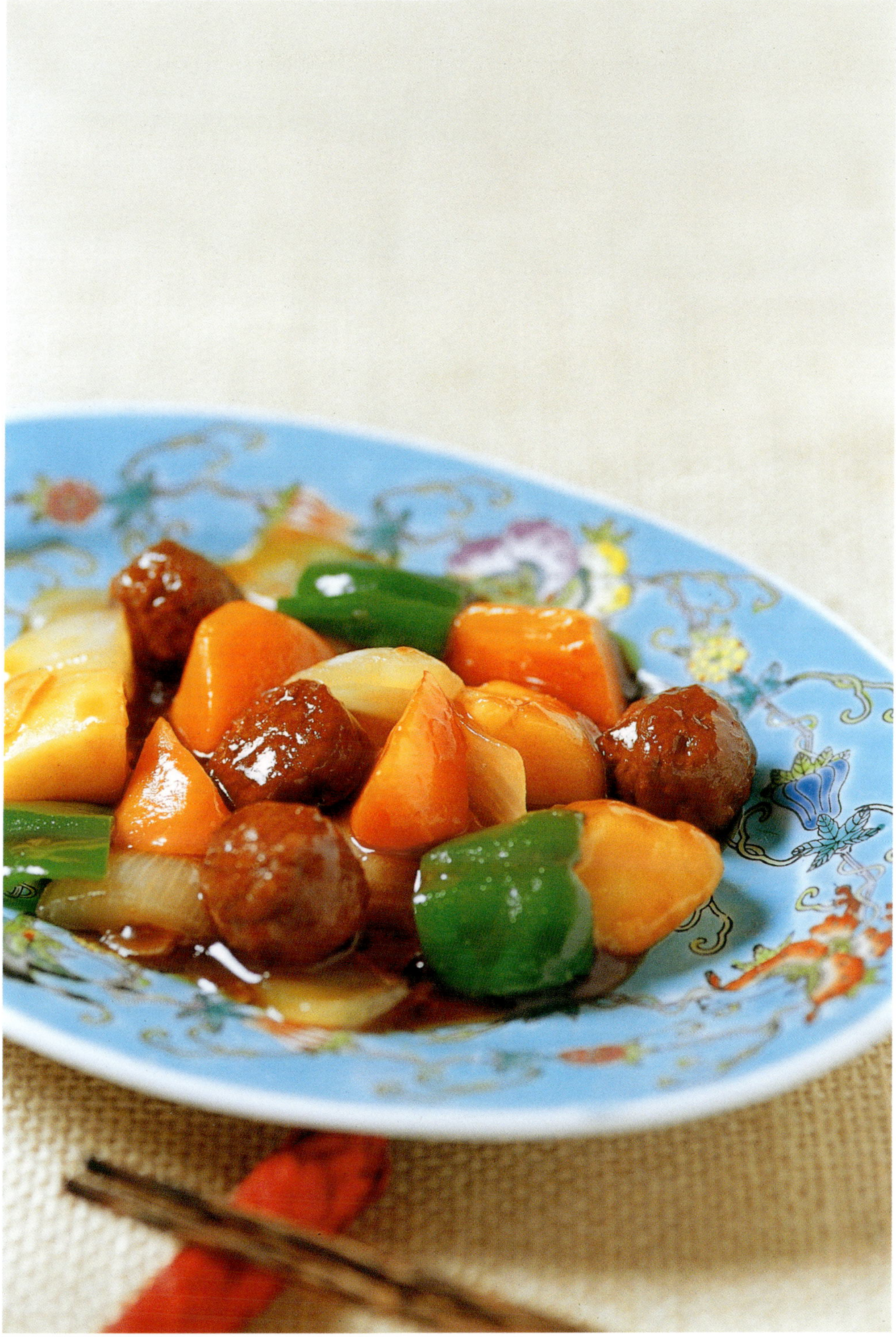

- 野菜は冷凍野菜を利用してもよいでしょう。
- 市販の肉団子の上手な活用でたんぱく質がとれます。

ひじきご飯

前日の副菜が、
ご飯ものに大変身！

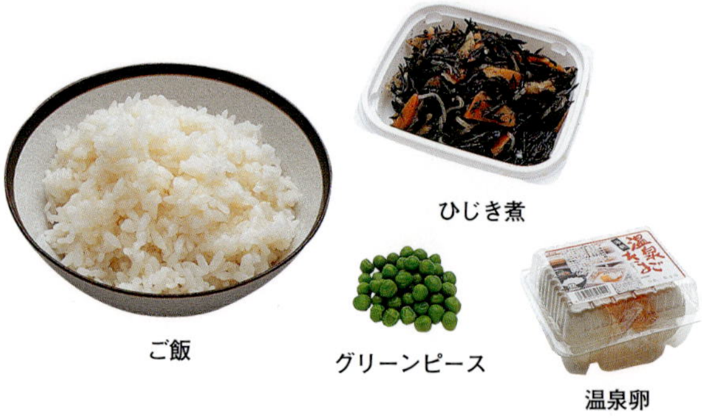
ひじき煮
ご飯
グリーンピース
温泉卵

材料（1人分）

ご飯……1杯
（前日の残りまたはレトルトでもよい）
ひじき煮（市販）……$\frac{1}{2}$パック
温泉卵……1個
グリーンピース……適量

つくり方

1 ご飯とひじきの煮ものを混ぜ合わせる。

2 1を茶碗に盛り、中央をへこませて温泉卵を割り落とす。

3 グリーンピースをのせる。

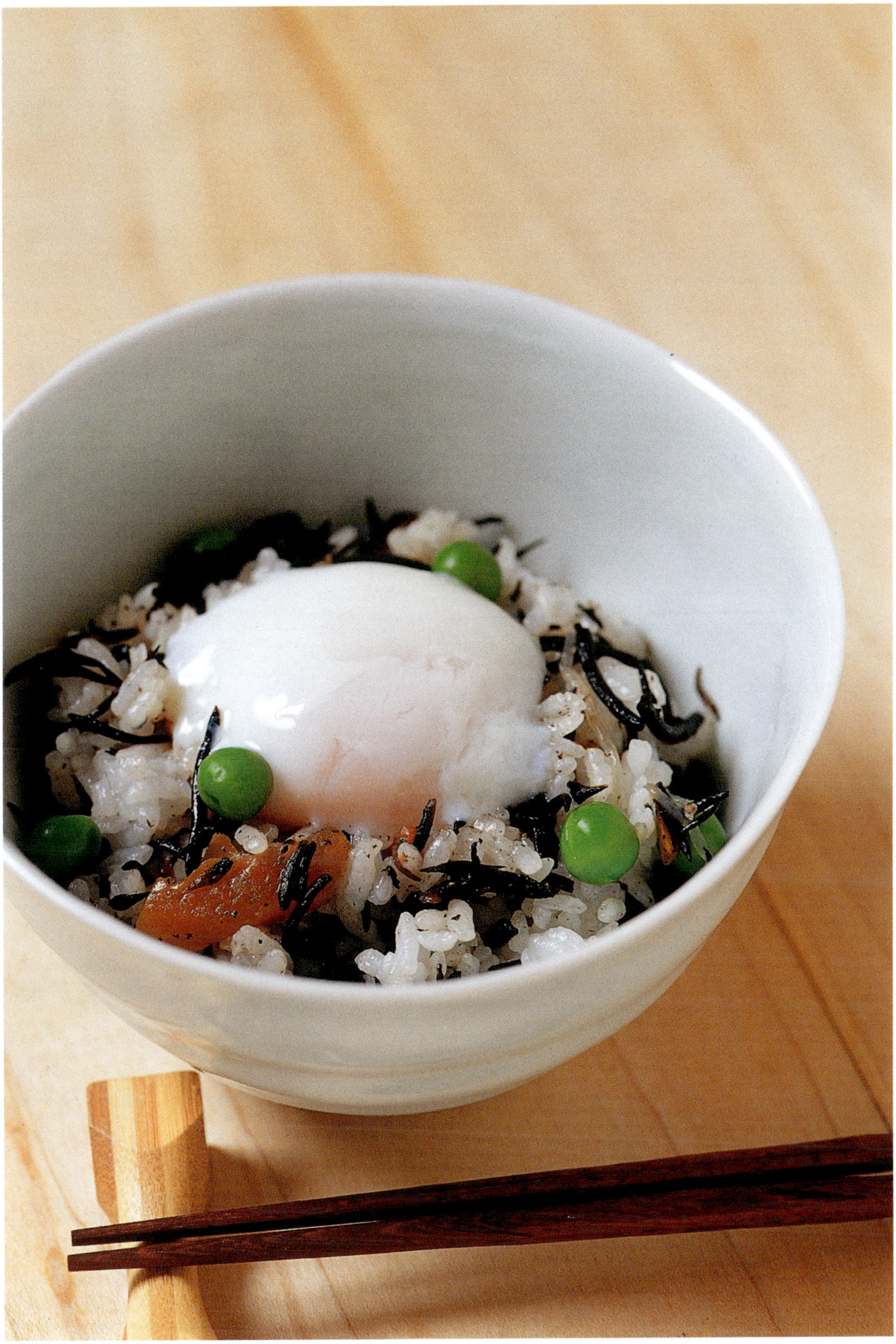

- 鉄分が豊富なひじきは、貧血を予防します。
- 温泉卵でたんぱく質とエネルギーが補充できます。

とろとろチーズご飯（ドリア）

市販のソースを活用した洋風料理

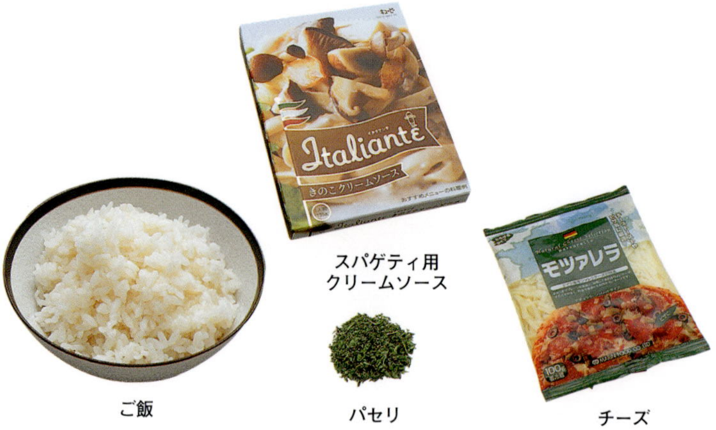

材料（1人分）

ご飯……1杯
（前日の残りまたはレトルトでもよい）
スパゲティ用クリームソース
（レトルト）……1パック
チーズ……適量
パセリ……少々

つくり方

1 ご飯とスパゲティ用のソースを混ぜ合わせる。

2 オーブントースターにかけられる容器に1を盛り、チーズをのせ、チーズが溶けるまで焼く。

3 みじん切りしたパセリを散らす。

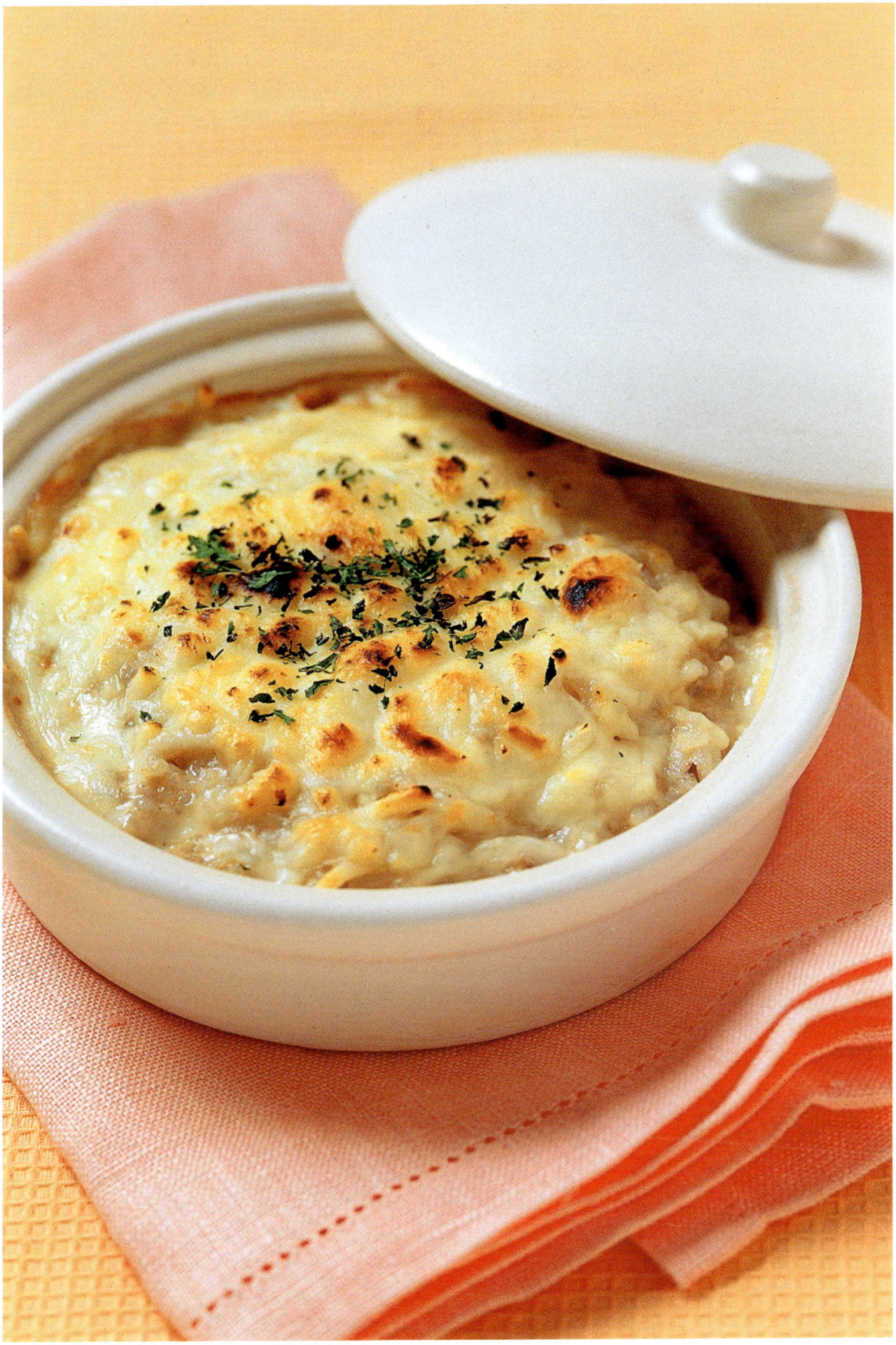

➔洋風の味わいで、ご飯が食べられます。

➔ソースはクリーム系のほか、ミートソースなどでもよいでしょう。

ところてんの冷やし中華風

残りもの同士の組み合わせで、新たな味わい

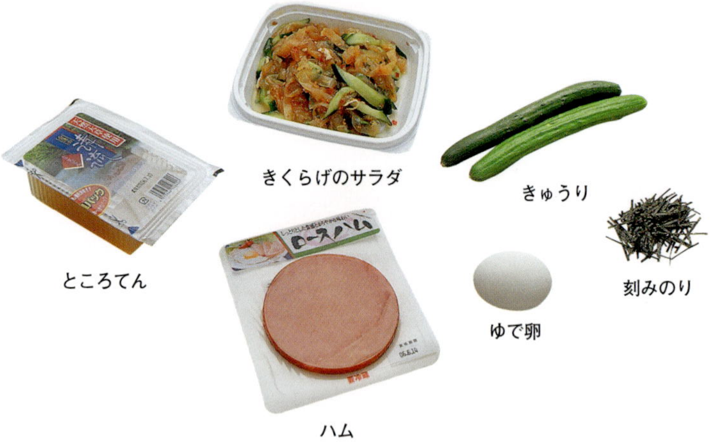

きくらげのサラダ
きゅうり
ところてん
刻みのり
ゆで卵
ハム

材料（1人分）

ところてん（市販）……½パック
きくらげのサラダ（市販の惣菜）……½パック
きゅうり……½本
ハム……1〜2枚
刻みのり……適量
ゆで卵……1個

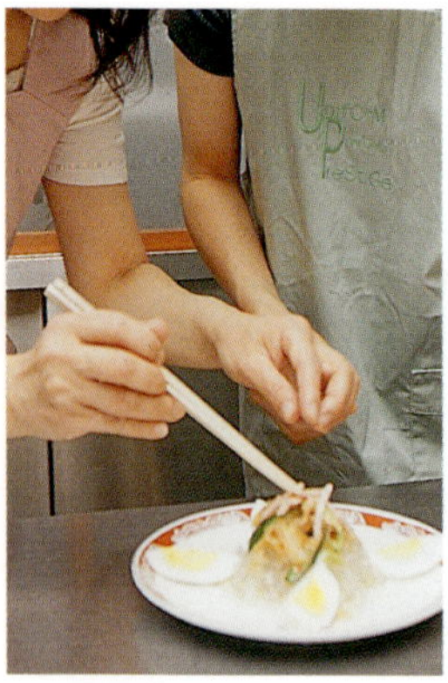

つくり方

1. ところてんときくらげのサラダを混ぜ合わせる。
2. 1を皿に盛り、せん切りにしたきゅうりとハム、刻みのりをのせる。
3. ゆで卵をくし形に切って、飾る。

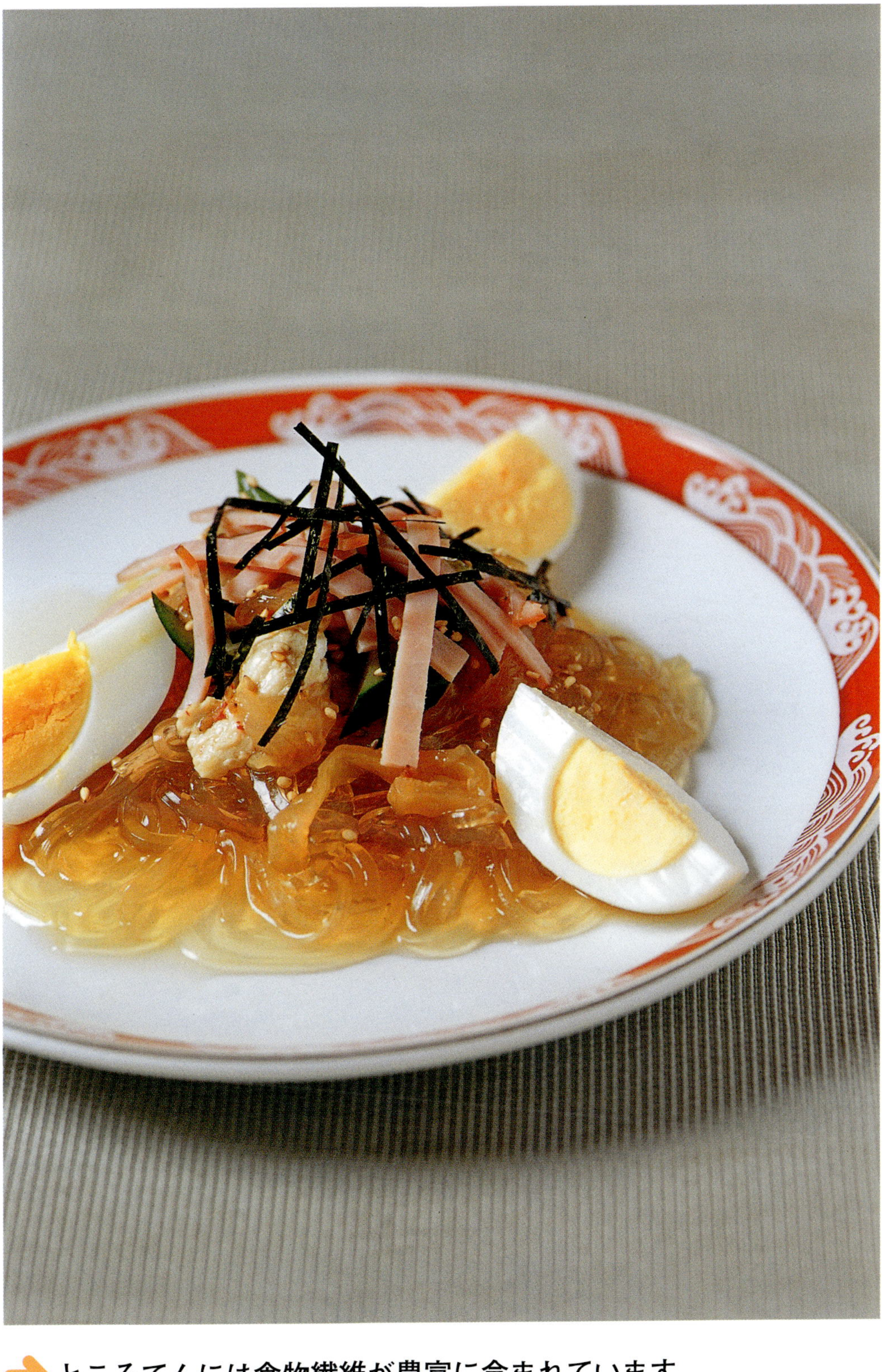

➔ところてんには食物繊維が豊富に含まれています。

➔夏場の食欲がないときでも、つるっと食べられます。

トマトサラダ

いつもの漬け物が、
彩りきれいなサラダに変身！

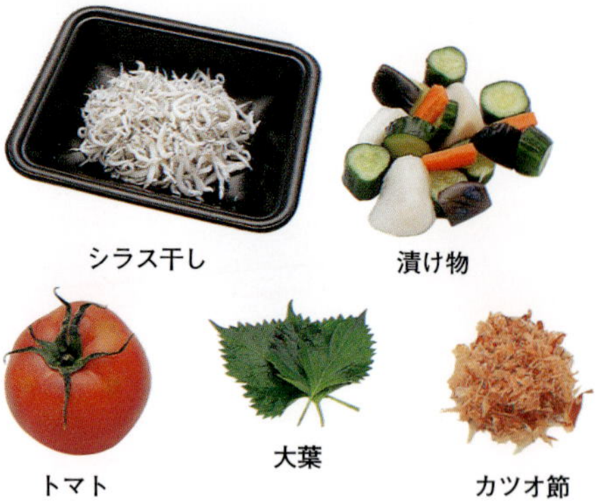
シラス干し
漬け物
トマト
大葉
カツオ節

材料（1人分）

シラス干し……適量
トマト……½個
漬け物の残り……適量
大葉……1枚
カツオ節……適量

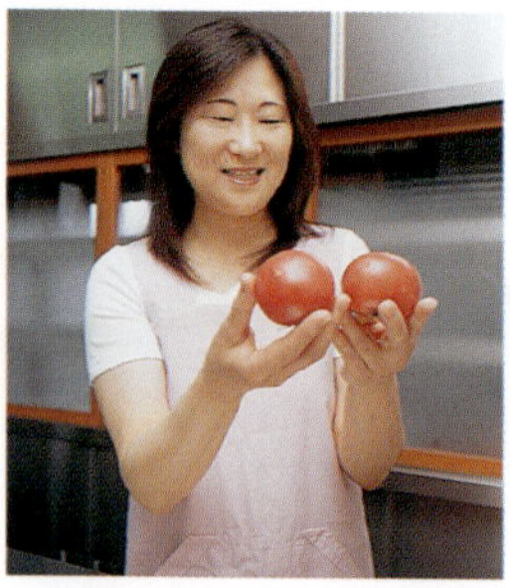

つくり方

1 トマトは食べやすい大きさに切る。

2 漬け物の残り（市販の漬け物の盛り合わせでもよい）とトマトを混ぜる。

3 2を器に盛り、シラス干し、カツオ節、大葉のせん切りをのせる。

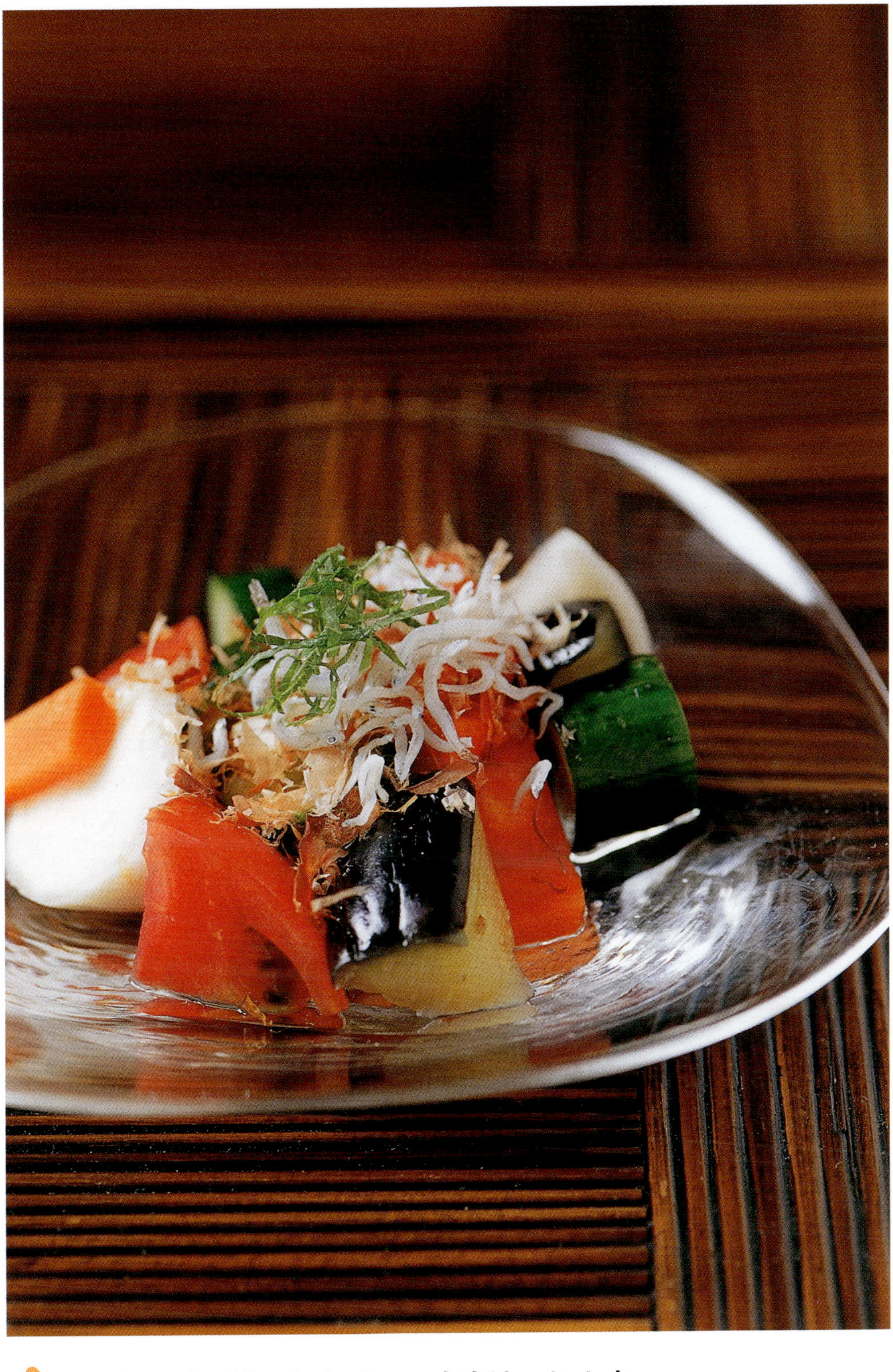

- 漬け物の味が濃いときは、一度水洗いします。
- お好みでしょうゆドレッシングをかけてもよいでしょう。

フレンチトースト

フルーツの風味が漂うおしゃれな一品

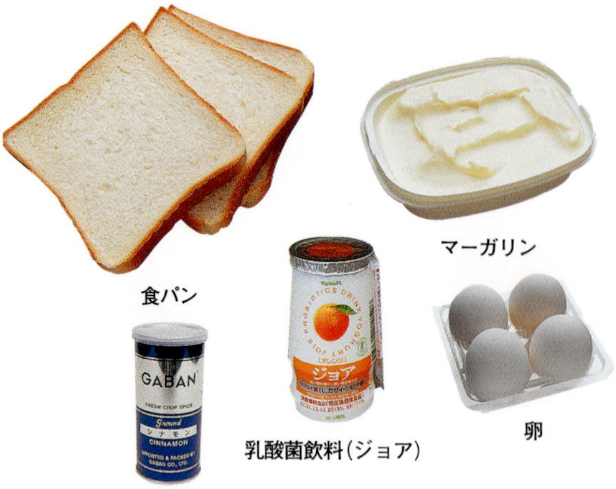

食パン
マーガリン
乳酸菌飲料(ジョア)
卵
シナモンシュガー

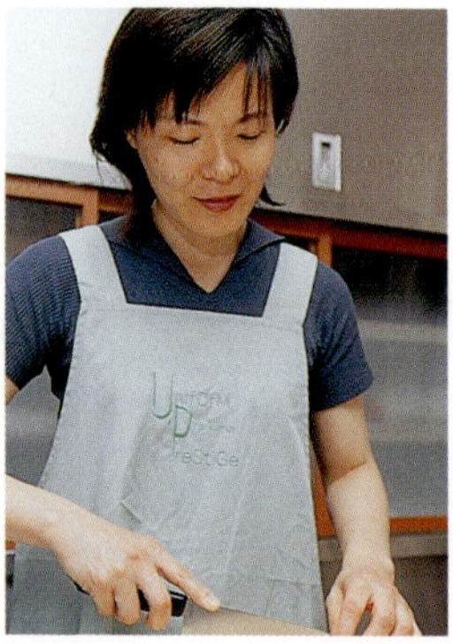

材料(1人分)

食パン……1枚
乳酸菌飲料(ジョア)
……1本
卵……1個
マーガリン……適量
シナモンシュガー……少々

つくり方

1 ジョアと溶き卵を混ぜ合わせる。

2 温めたフライパンにマーガリンを溶かし、食パンを1/4切れずつ1にくぐらせてから、両面を香ばしく焼く。

3 好みでシナモンシュガーをふる。

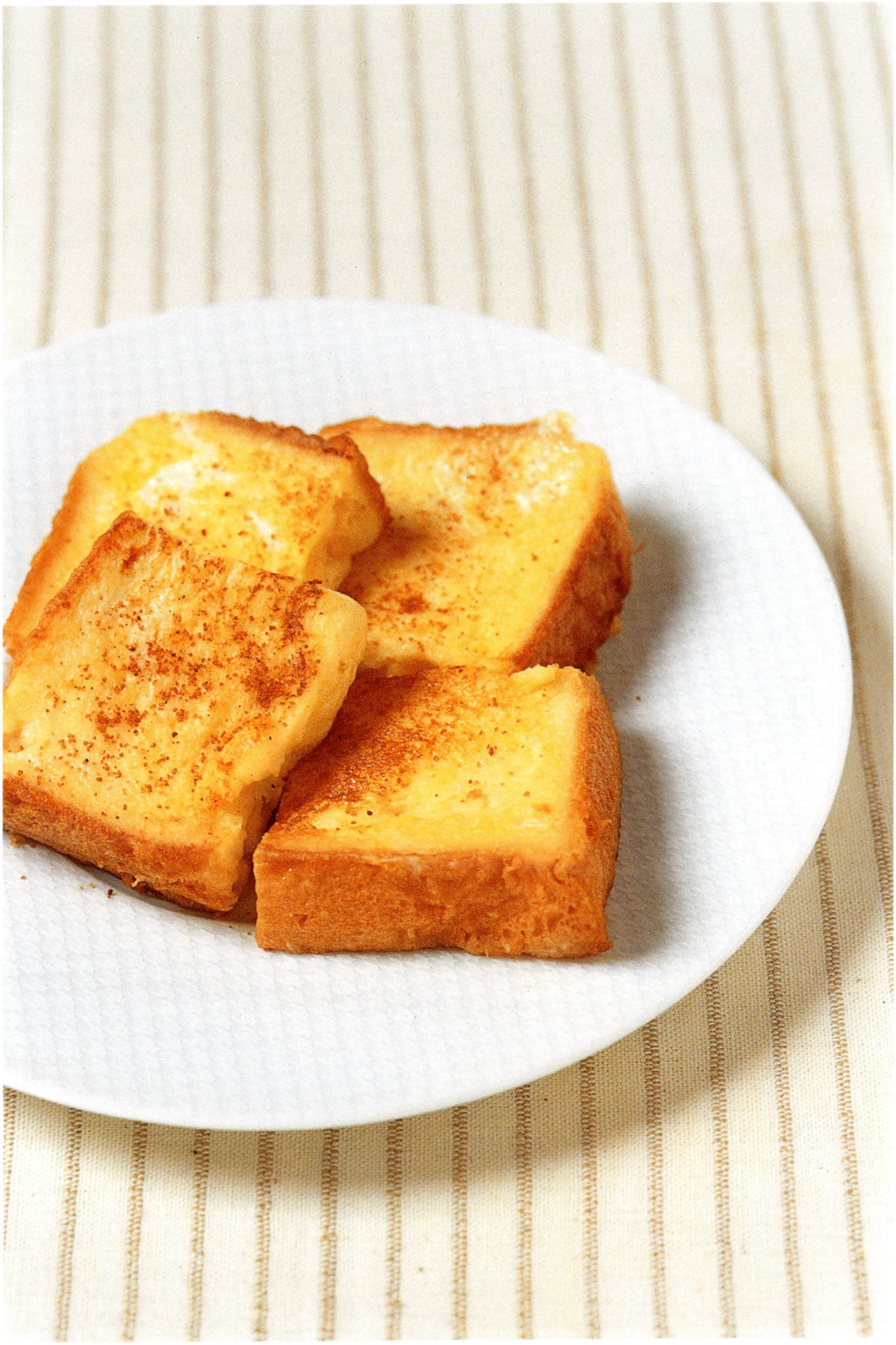

牛乳のかわりに乳酸菌飲料を使うことで、腸の調子をととのえます。

きなこホットケーキ

ほんのりときなこの香りが漂います

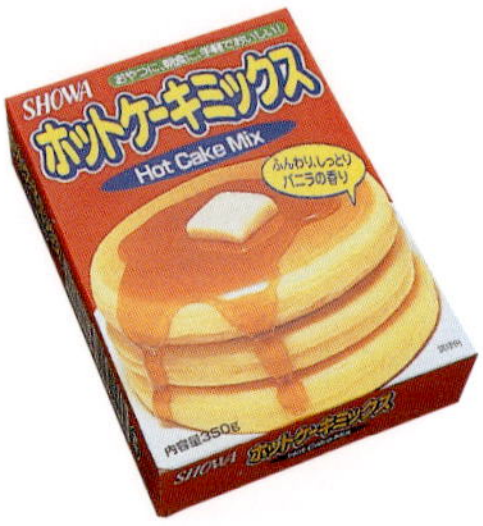

ホットケーキの素

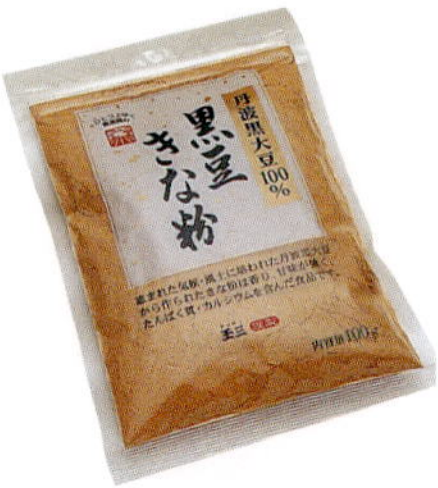

きなこ

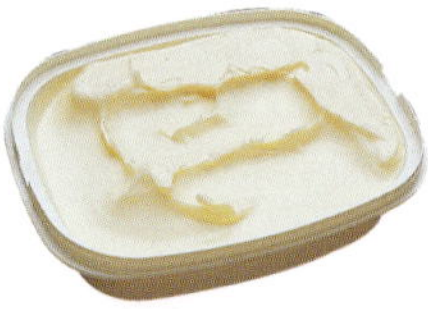

マーガリン

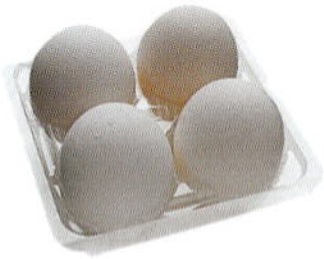

卵

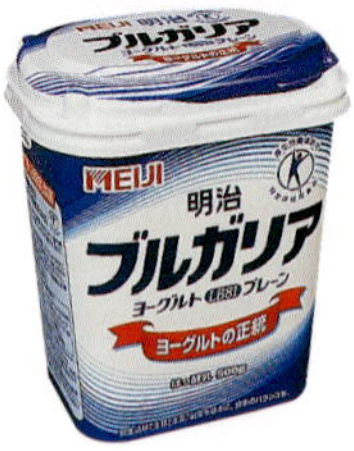

ヨーグルト

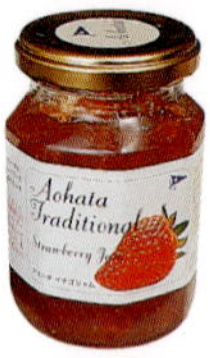

ジャム

材料（1人分）

ホットケーキの素……½カップ
きなこ……大さじ2
ヨーグルト……適量
卵……1個
マーガリン……適量
ジャム……適量

つくり方

1 ホットケーキの素ときなこを合わせ、溶き卵とヨーグルトを加えて、ねっとりとした生地をつくる。

2 温めたフライパンにマーガリンを溶かし、1を流し入れて、焼く。

3 できあがった2の上にマーガリンとジャムをのせる。

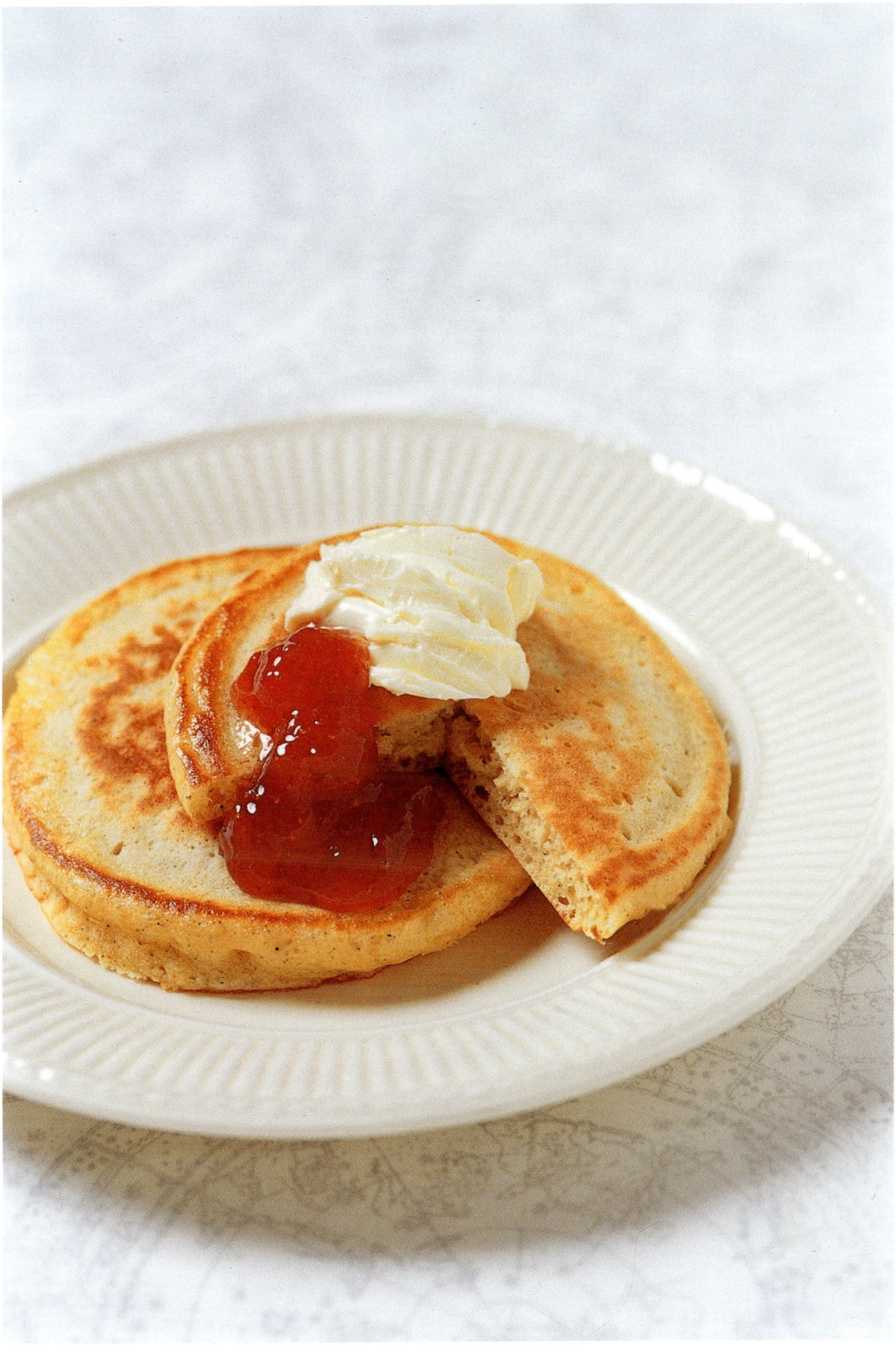

- フライパンでなく、ホットプレートでも焼けます。
- きなこが入ることで、たんぱく質がより多くとれます。

小倉アイスクリーム

昔なつかしい夏のおやつです

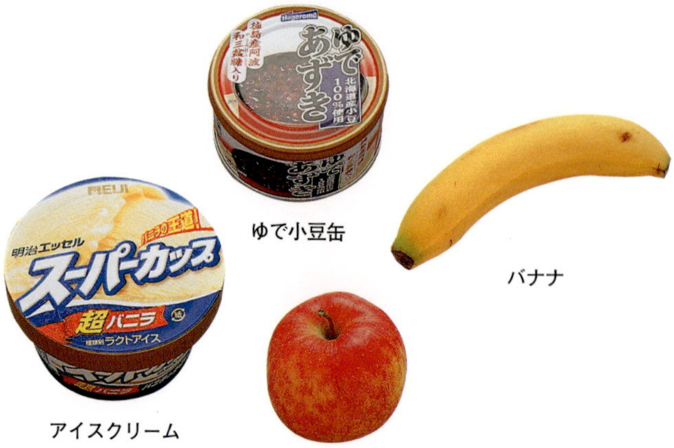

ゆで小豆缶

バナナ

アイスクリーム

りんご

材料（1人分）

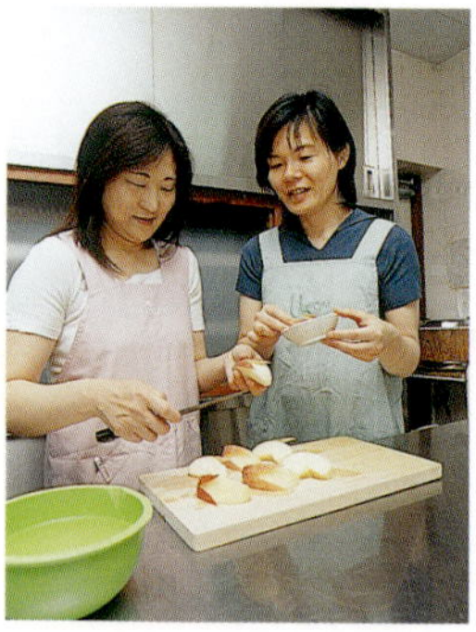

アイスクリーム……適量
ゆで小豆（缶詰）……適量
バナナ……残り分または
　食べられる量
りんご……残り分または
　食べられる量

つくり方

1 器にアイスクリームとゆで小豆を、それぞれ適量入れ、食べやすい大きさに切ったバナナとりんごを添える。

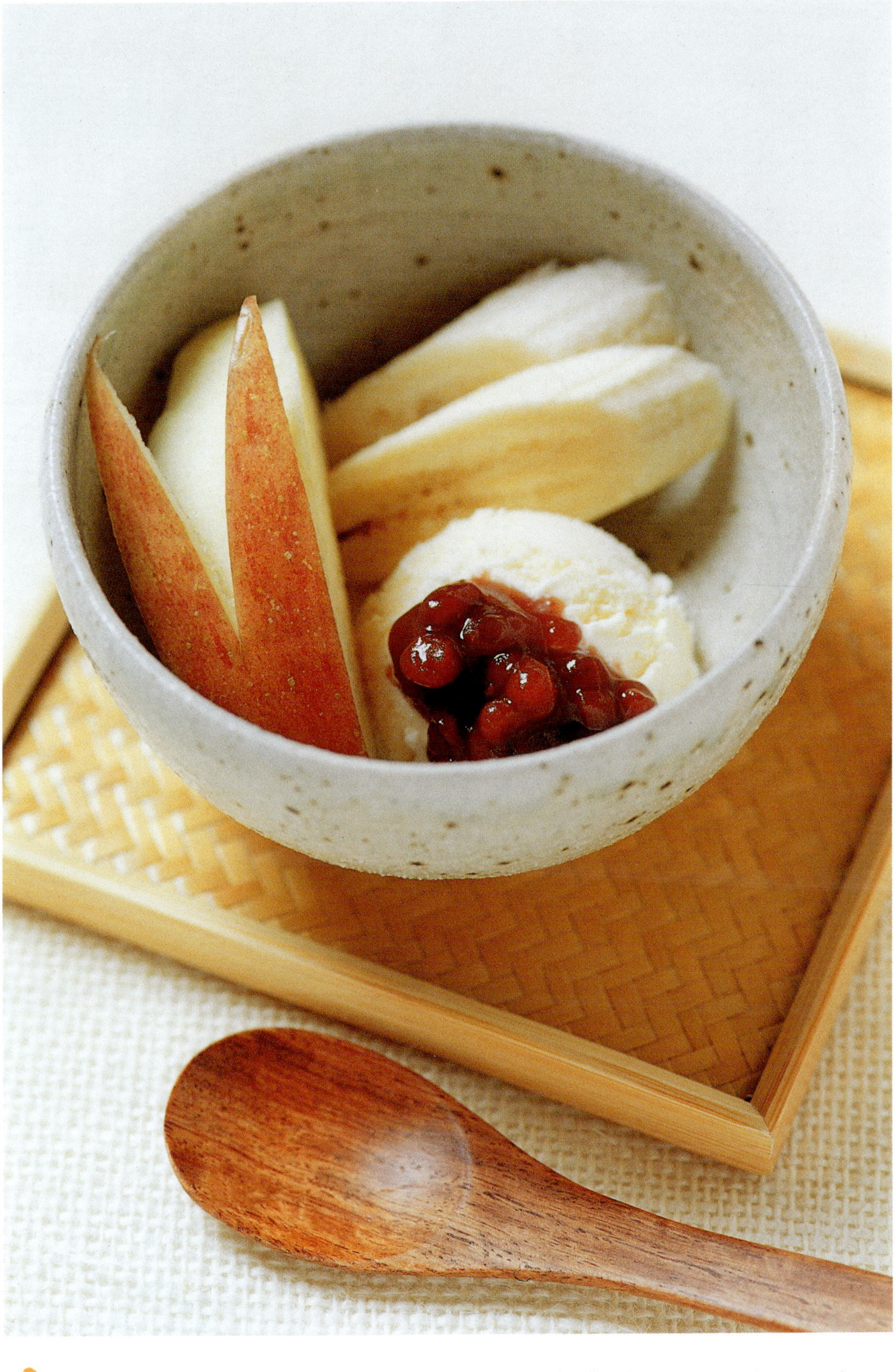

残りものを少しずつ合わせることで、栄養バランスのよいおやつになりました。

寝たきりの人にスプーンで食事を与えるときの一工夫

◆細谷 憲政

寝たきりの人に食事を与えることは、意外と難しいものです。「スプーンで与えれば簡単」と単純に考える人もいます。しかし、実際にやってみると、なかなかできるものではありません。

パンやビスケットなどの場合には、適当な大きさにちぎって、それにジャムやチーズなどを重ねて、与えることができます。このような場合は、指先で挟み持って、与えることができます。

適当な大きさ、塊に区分けできない場合は、どうしたらよいのでしょうか。とくに、ご飯やお粥のような場合は考えものです。

腰の手術で入院したとき、術後の寝たきりのときに、付き添いのおばさんがしてくれた手技に感心しました。このとき学んだことを紹介することにします。

1. できるだけ身体を起こす

術後など寝たきりの場合は、上を向いてジッとしています。このままでは食事を摂ることは、なかなか難しいものです。

首をまげることができる場合は、顔を横に向けて、食事を口に受け入れることはできます。しかし、食べものを飲み込むことは意外と容易ではありません。

そこで、頭の下に枕を入れて、顔の位置を高くします。少しぐらい肩を起こしても、キズや身体のほかの部分に影響のない場合には、肩の下に枕のようなものを差し込んで、身体を起こします。

こうすることによって、食事も食べやすくなり、また、喉ごしも通りやすくなります。

一方、身体を少しでも横に向けることができれば、食事を与えるほうとしては、与えやすくなります。このような場合には、どちらかの側の頭の下に枕か座布団のようなものを入れることになるかもしれません（図1）。

横になることができれば、さらに、頭を起こして、腕で支えるようにすると、食べやすくもなります（図2）。食卓の盆上の料理全体を見渡すこともできるし、また、食べさせる人の再料理する手元を見つめること

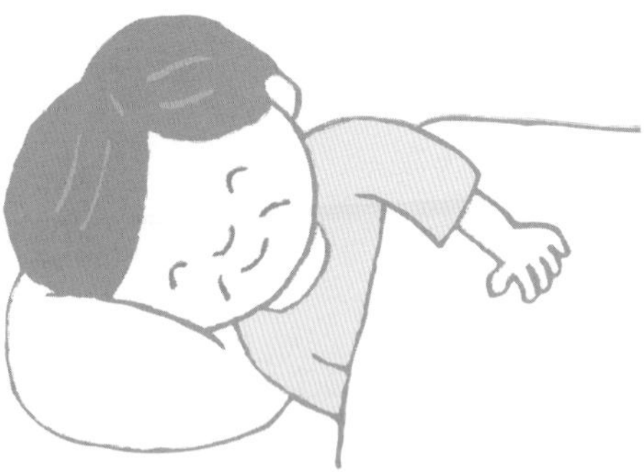

図1：横向きの出来る状態

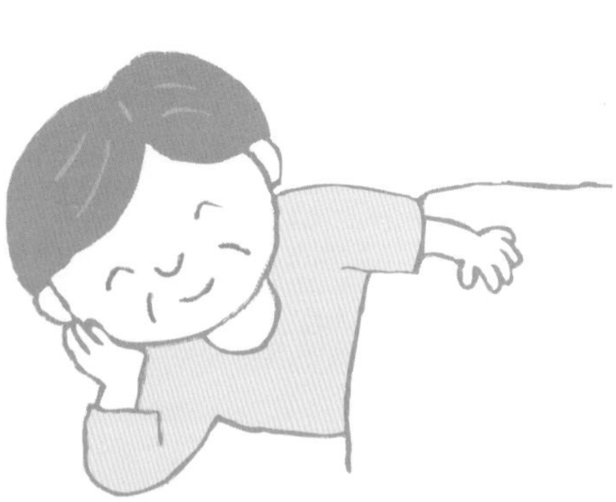

図2：横向きで頭の起こせる状態

もできます。

2. スプーンで食べさせる

①使用するスプーン

起き上がることができて、口の線が水平の場合には、スープスプーンを使用することができます。

しかし、この場合にも食べ物を患者の口の中に入れるには、患者が歯か唇でかき込まないと、食べさせることにはなりません。スプーンを左手に持ち、箸を右手にもって、箸で食べ物を口の中に送り込むことになります。

起き上がることができなくて、口の線が水平でない場合には、患者の口の大きさなどによって、ティスプーンを使用することになります。できるだけ大きめのティスプーンを使用したいものです。

②スプーンの使い方

患者が横向きの場合（**図1、2**）は、歯や唇などで、食べ物を口の中にかき込むことは、なかなか難しいものです。患者に美味しく食べてもらうには、それなりの工夫が必要になります。

そのひとつの方法は、口の中で、スプーンを回転させることです。

ご飯とおかずを一緒に与える場合、多くの日本人は〝おすし〟のように、ご飯の上におかずがのっているほうを好みます。

まず最初に、ご飯やお粥を適当な大きさにまとめるように、皿に寄せておきます。スプーンの上におかずを取り、その上に、適当量のご飯やお粥をのせます。これを患者の口の中に運んで、口の中で180度回転させます（**図3**）。この場合には、どうしても与える食べ物の量が少なめになります。

ご飯や硬めのお粥を、スプーンの上でおかずとともに横に並べてのせることのできる場合には、患者の口の中で90度回転するだけで済みます（**図4、5**）。この場合には、どちらかというと、多めに与えることができます。また、不自然にも思われません。

食事を与えるときには、患者と目線を合わせ、微笑みながら話しかけて、明るく楽しい雰囲気を演出するようにしましょう。ご飯類を2～3回与えたら、汁物などを与えたりして、変化をつけましょう。

一般に、患者は与えられる回数を気にして、「もういいよ」などとすぐに言うものです。「今日はこんなに食べたんだから、すぐ治りますよ」と励ますようにしましょう。食べさせることが面倒だというような素振りは、決して示してはいけません。

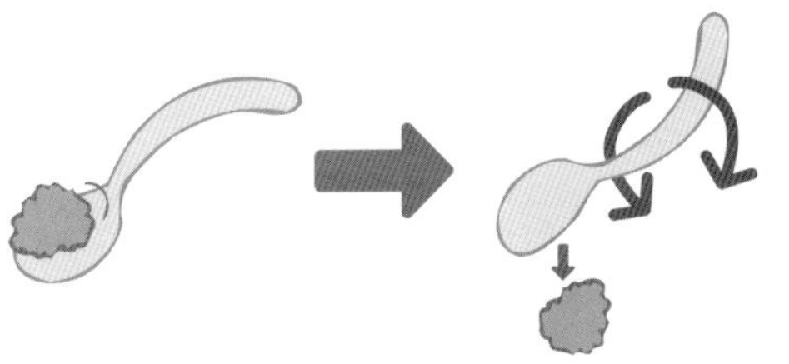

図3：スプーンを約180度回転させる方法

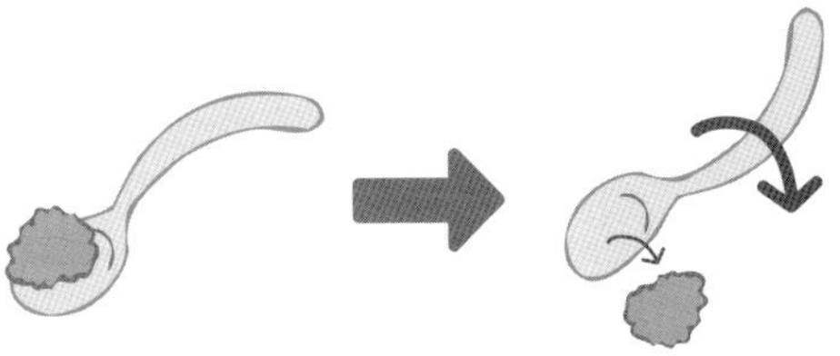

図4：スプーンを約90度回転させる方法（左側へ）

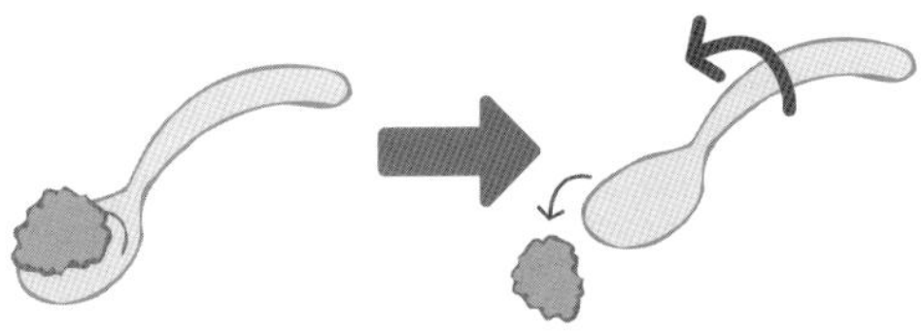

図5：スプーンを約90度回転させる方法（右側へ）

●よく使う、あると便利な調理器具あれこれ●

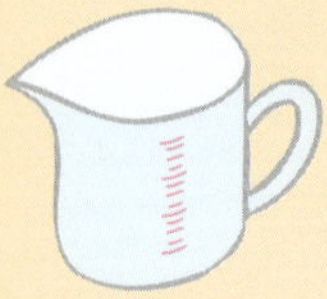
計量カップ

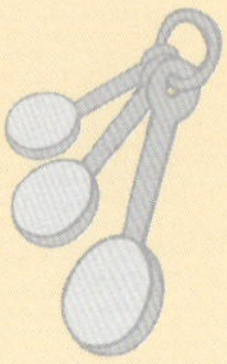
計量スプーン

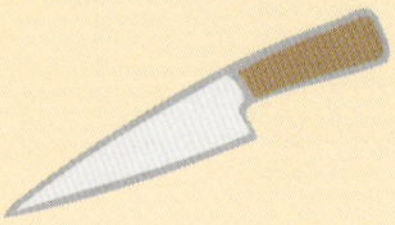
ペティナイフ

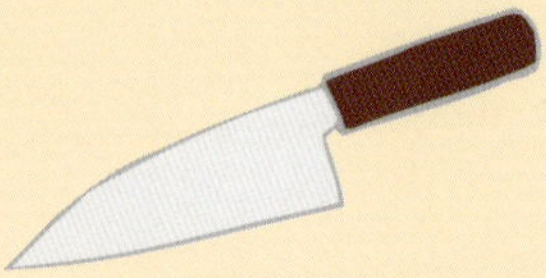
包丁

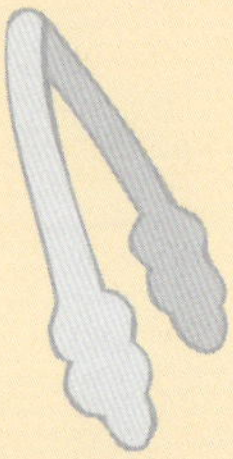
トング
（ケーキやパンを挟む器具）

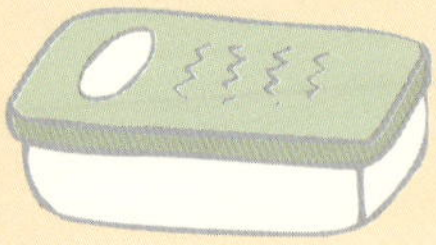
スライサー

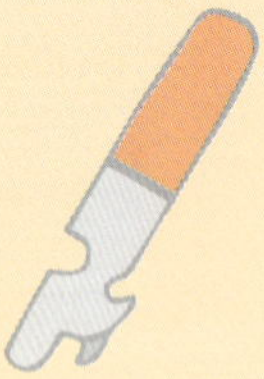
缶切り・栓抜き

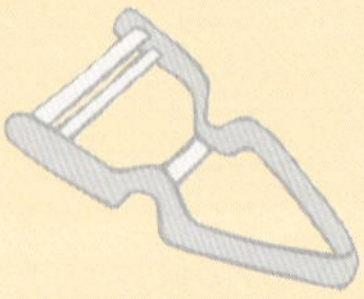
皮むき器

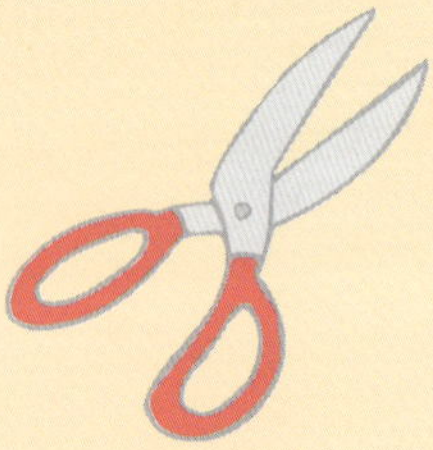
キッチンばさみ

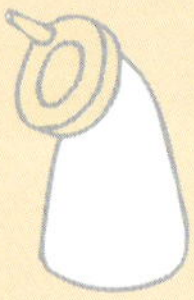
ごますり器

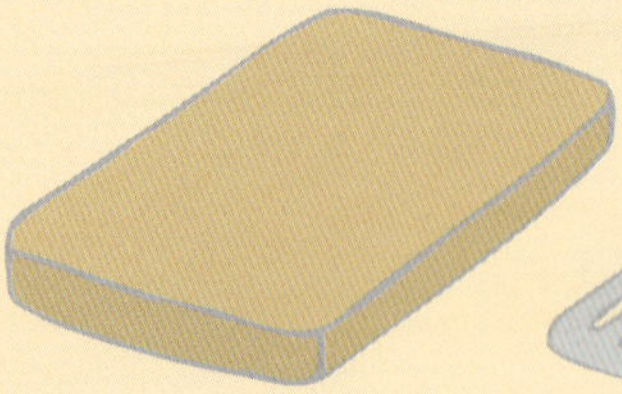
まな板

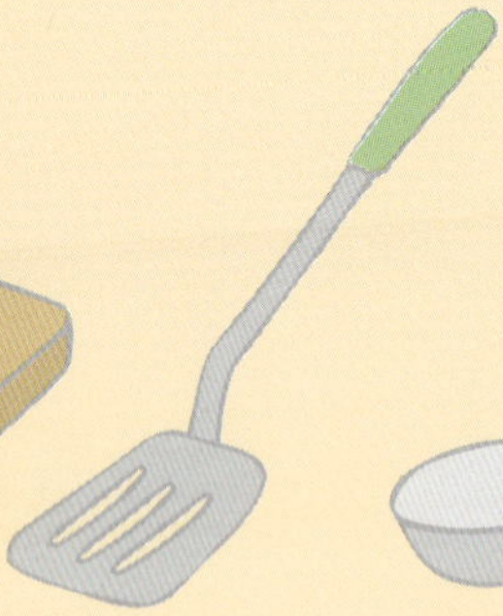
ターナー

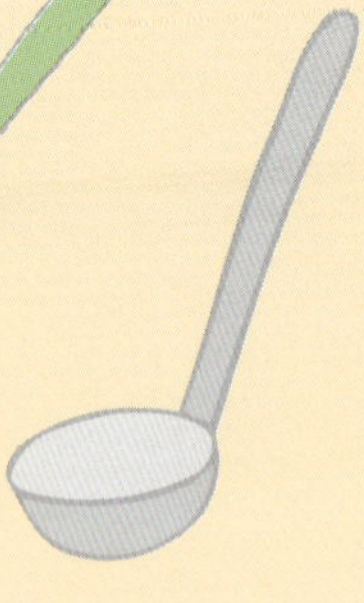
玉じゃくし

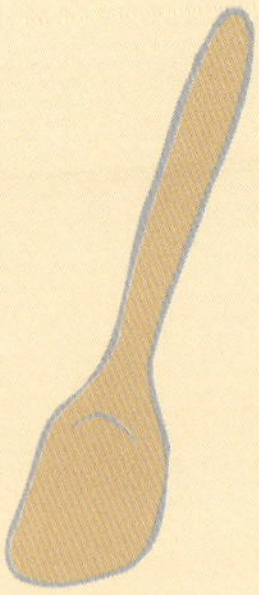
しゃくし

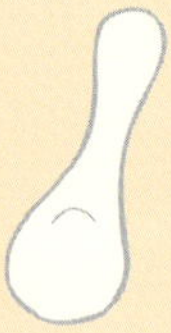
しゃもじ

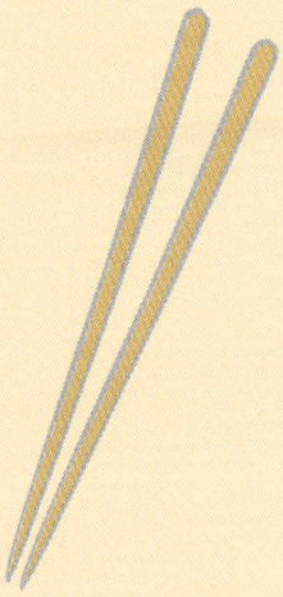
菜箸

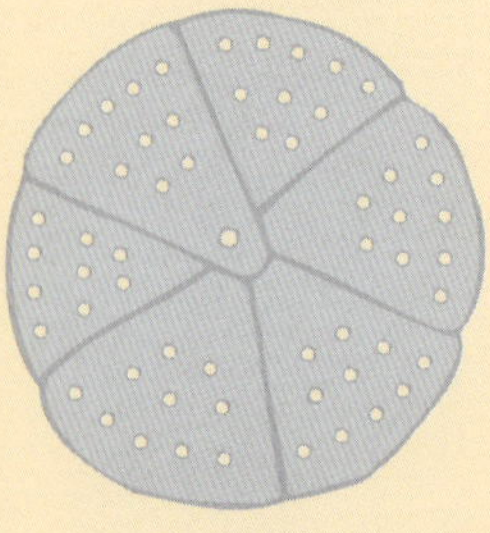
落としぶた
（フリーサイズ）

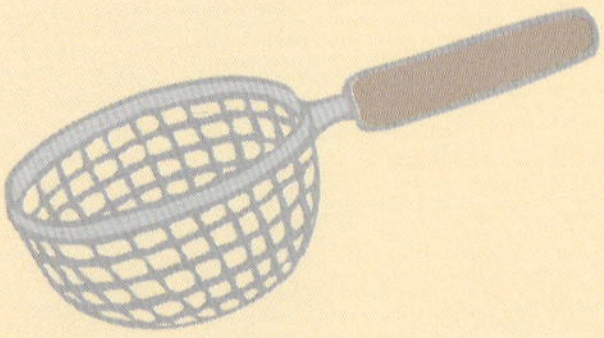
万能こし器

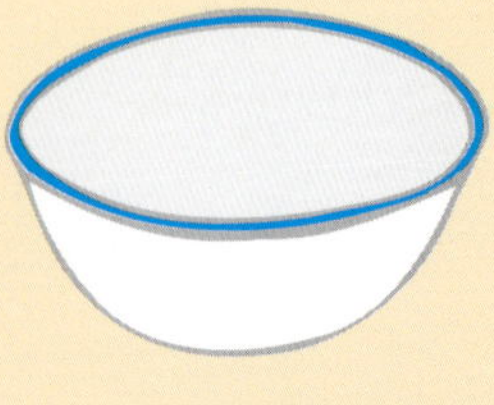
ボウル

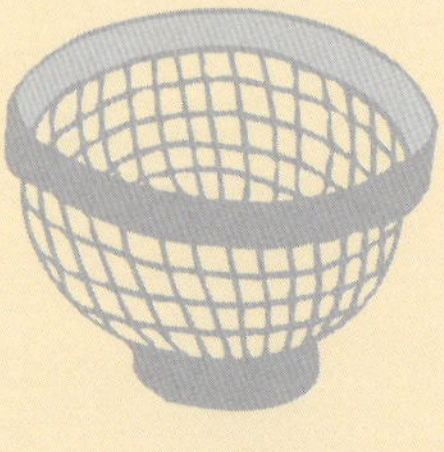
金ザル

フライパン
（直径18cm）

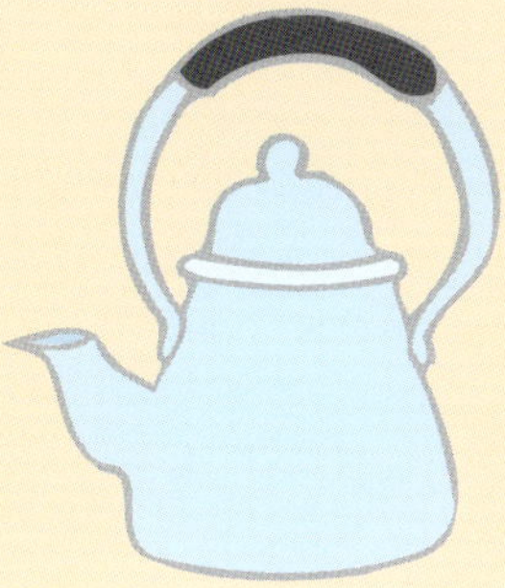

やかん

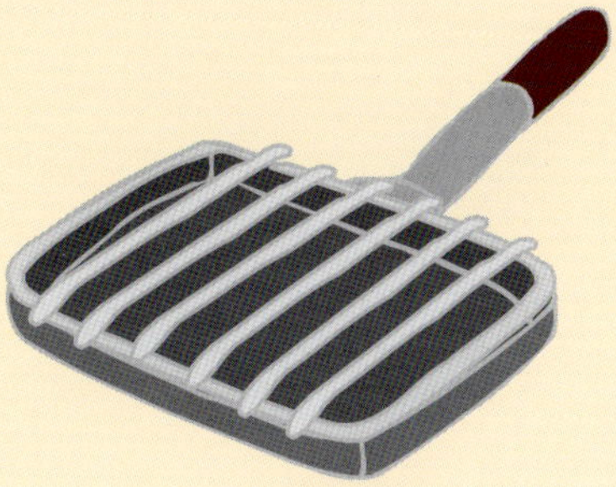

焼き網

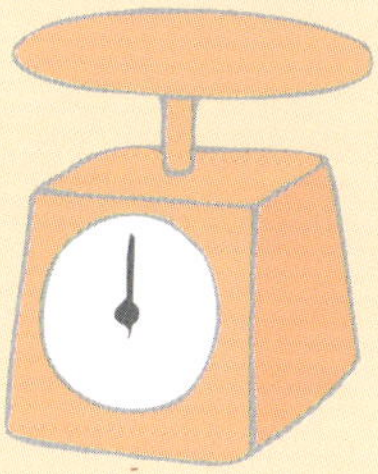

はかり

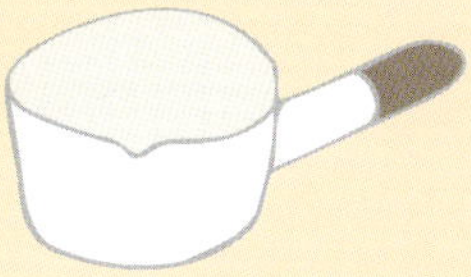

ミルク沸かし

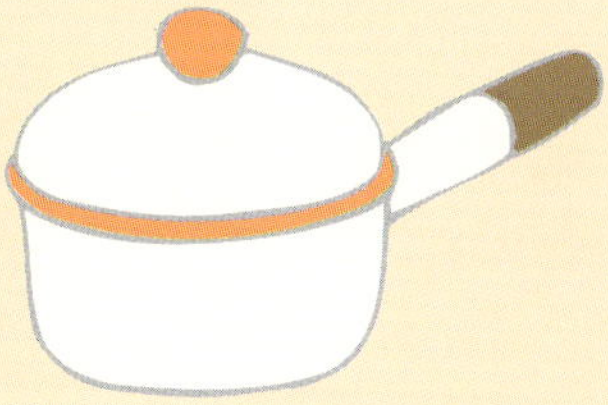

片手なべ

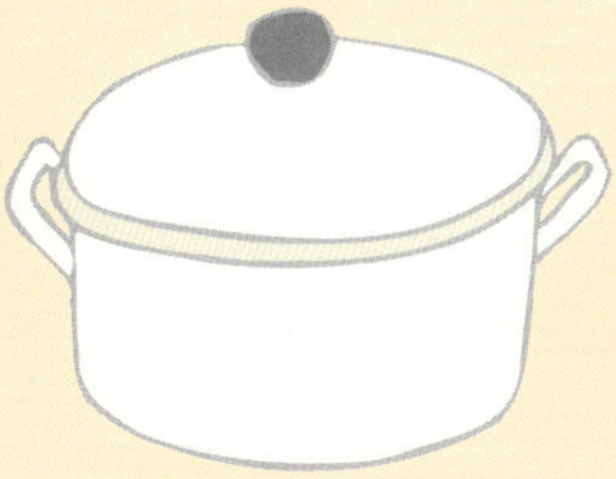

両手なべ

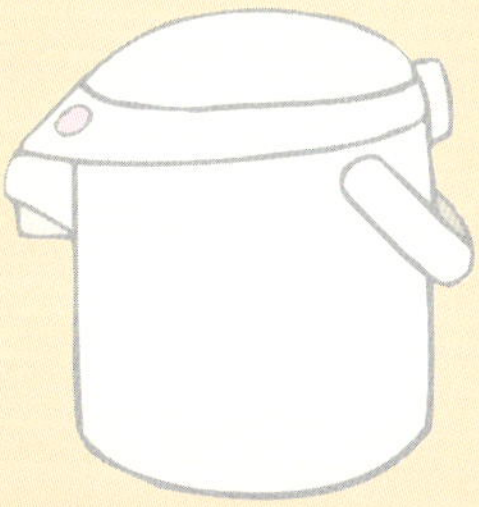

電気ポット

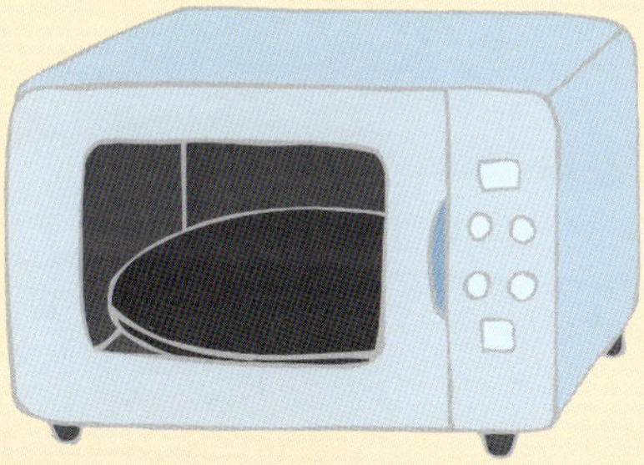

電子レンジ（機能が少ないもの）

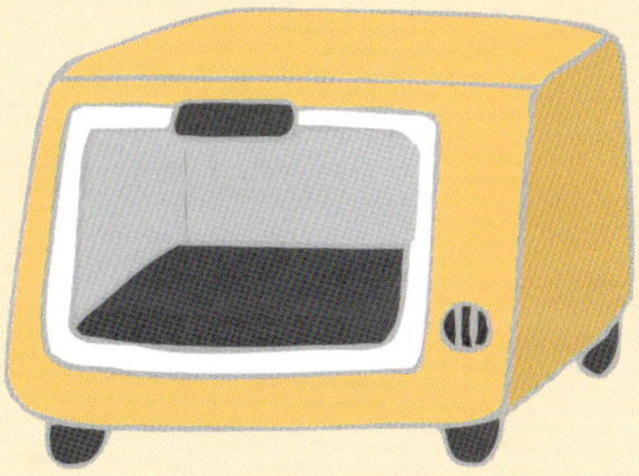

オーブントースター

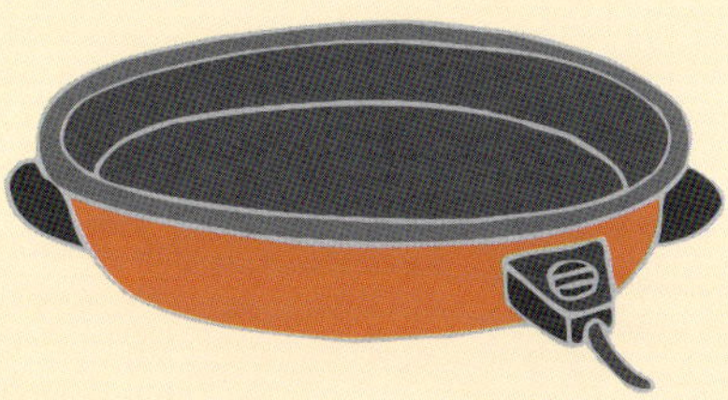

万能ホットプレート

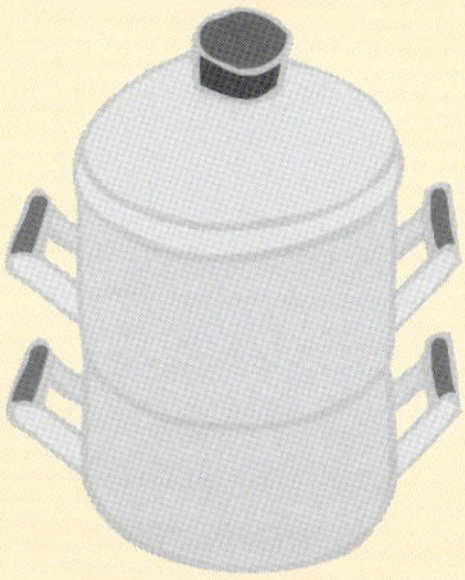

蒸し器

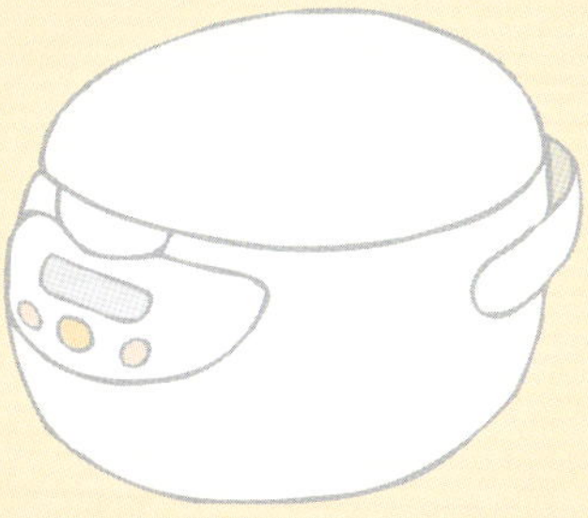

炊飯器

◆制作協力者

細谷憲政　ほそやのりまさ
東京大学名誉教授

杉山みち子　すぎやまみちこ
神奈川県立保健福祉大学教授

室井弘子　むろいひろこ
財団法人竹田綜合病院　ＣＭ部栄養科科長、管理栄養士

高橋加代子　たかはしかよこ
財団法人竹田綜合病院　ＣＭ部栄養科教育担当科長、管理栄養士

麻植有希子　おえゆきこ
医療法人社団横浜育明会　栄養課、管理栄養士

田中和美　たなかかずみ
社会福祉法人麗寿会　ふれあいの森　栄養サービス課長、管理栄養士、介護支援専門員

水野三千代　みずのみちよ
有限会社水野システムデザインセンター栄養部、管理栄養士、ダージリンの会会長

宮本啓子　みやもとけいこ
管理栄養士

ヘルスケア・レストラン別冊
介護予防のための
高齢者のかんたん手料理

2006年7月19日　第1版第1刷

編　集　ヘルスケア・レストラン編集部
発行者　林　　諄
発行所　株式会社日本医療企画
〒101-0033　東京都千代田区神田岩本町4-14
神田平成ビル
TEL 03（3256）2861
印刷所　大日本印刷株式会社

ISBN4-89041-736-2　C3077